不完美的11歲

凱莉哥、小露　著

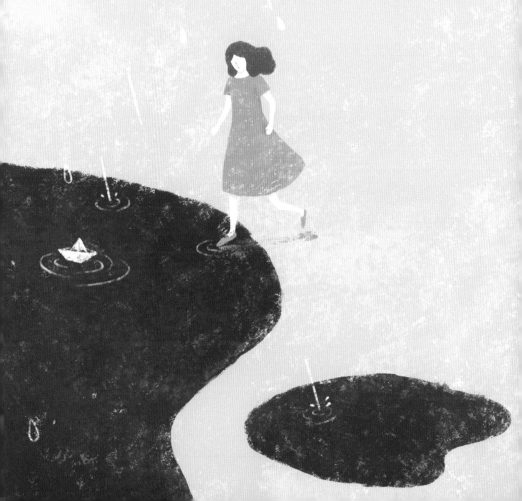

Part.1

不平靜的 11 歲

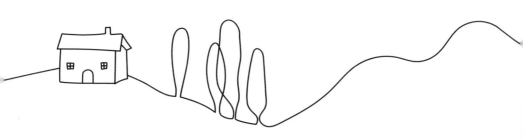

Part.2

藏在心裡的秘密

Part.3

天使在身邊

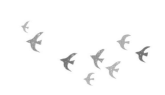

Part.4

不完美的日子更要完美的過

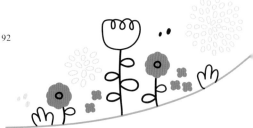

Part.5

人生的試卷，我也還在努力

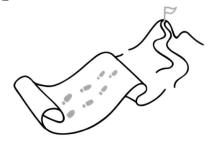

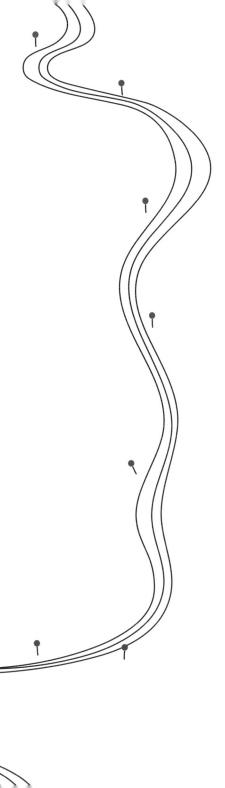

關於，這本書

遇上自己或是家人生病時，整個世界瞬間崩塌，任誰都是。

小露罹癌我不願意承認，也害怕說出口，小露在化療時我也害怕面對，直到有天小露問我：「媽媽，我是得到癌症嗎？」看著她，我覺得我好膽小，接受治療的是她、受折磨的也是她，我卻連她的病都不敢說出口、不願面對。

在兒癌病房裡有太多勇敢的孩子在跟疾病對抗，有些還是學齡前的孩子，這本書記錄的不是小露在治療的過程有多辛苦，想傳達給大家的是，人生不會一直順遂，你不知道什麼時候會跌到坑洞裡。但若在洞裡自怨自艾，什麼事都不做，那也別期望陽光來臨的那天，因為外面的世界不會因為洞裡的你而停滯。

努力或許不會有改變，也或許不會在短期有改變，但將來的某天回頭看，都會感謝在這艱難時期沒有自我放棄的自己。

不管任何時候，把自己打扮好、準備好，事情都將變得更好。

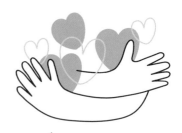

自序：
很幸福，擁有大家的愛

我從來沒想過這樣的事情會發生在我們身上，小露一直到 5 歲才開始吃有調味的食物，她 11 年的歲月裡連加工食品都很少吃。學校同樂會大家可以帶零食到學校，我讓她帶的蘇打餅、寶寶米餅，卻每次都原封不動帶回來。她說同學會交換吃，但是她的餅乾沒有味道，所以同學都不想跟她交換。

「那妳同學都吃什麼？」
「辣的洋芋片、口味很重的餅乾、糖果，都是我不能吃的。」
喔！我懂了。

在同學早就開始吃一些大人口味的零食和飲料時，小露跟小梨還是被我控制在清淡口味為主的階段，就連睡眠都是 9 點上床早睡早起，她說很多同學半夜 12 點還在連線打電動，全班她最早睡覺。

在我鐵的紀律控管下，吃得比我健康、睡得比我多，但是疾病還是選擇了她。

這幾個月真的很辛苦，在新冠肺炎最嚴重，大家非必要不敢上醫院的時候，我們卻是 3 天來一次醫院，密集的打針、化療。幸好現在已經告一段落，我們都很好，在兒癌病房裡有更多的孩子因為治療感到辛苦，面對自己不能上學、疾病的折磨，不管是孩子或是家人，心裡的痛不是三言兩語能道盡。

小露從一開始的逃避疾病到積極治療，她說一定要勇敢面對自己的疾病，樂觀面對，才能更有效的幫助自己恢復健康。

小露很幸福，擁有大家的愛。
願她也有愛別人的能力。

我們現在真的很好，別擔心！
730 天的治療期，我們也會繼續好好的過生活。

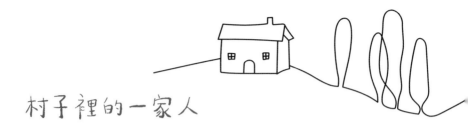

村子裡的一家人

我是凱莉哥，我是一個比較像爸爸的媽媽，更像是代理孕母一樣，照顧孩子我真的不在行，我自己都比她們更像孩子，與其說照顧，更像是和她們成為朋友般的關係，雙方一起成長，而不是扶助她們長大，畢竟我也是第一次當媽媽，和她們一起經歷人生中很多的第一次。

相較於我的輕鬆，我老公 25 是一個比較像媽媽的爸爸，也可以說他除了哺乳之外，沒有什麼事是做不到的，他天生細膩、容易緊張、動作慢吞吞，我跟他的組合就像是迅猛龍跟樹懶，常常我像陣龍捲風發飆，等他反應過來我已經煙消雲散。在小露生病確診時，我們領到一張功課表，25 把那張功課表隨身攜帶，只要見到醫生都會拿出來，比對化療藥劑施打的時間和間隔，連副作用、注意事項都問得一清二楚，還好我們的醫生比他更有耐心，也因為 25 這樣的個性，我的責任似乎減輕很多。

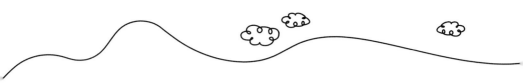

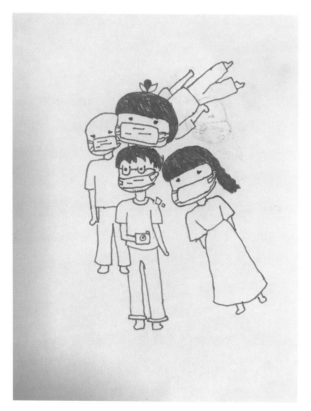

小露畫的,村子
裡的一家人。

小露在生病前很喜歡嘗試很多事，滑雪、游泳、滑板、滑冰等，本來預計要參加酷跑訓練，但生病後被禁止做太危險的運動。

她讓我非常佩服的是，一直持續的學習，即使手上打點滴、字很醜，她還是只要有時間就不放棄學習，即使在家休息，她也讓自己每天 7 點起床，在跑步機上快走 20 分鐘，保持良好的運動習慣。治療過程因為化療藥物讓她的血管變得僵硬，她也主動上網查哪些運動和食物可以幫助血管恢復彈性，她從小就是一個這樣的孩子，不需要人家操心，很自律的做好自己的事，有自己的想法。所以無法上學的日子，她反而有更多時間看想看的書，學習更多想了解的事。

小梨是我們家永遠的高需求寶寶，一直都是這麼可愛，她愛她姐但是又不斷找機會吵架，在我和爸爸必須輪流到醫院陪姐姐住院的期間，她擔任了很重要的丑角和調和劑，為我們帶來歡

笑。雖然那陣子她常常忿忿不平，覺得大家都對姐姐比較好，很多人寫卡片給姐姐，但只要有一張屬於她的卡片寄來，她就會感動的說：「終於有人記得我。」

她很需要被關注、希望成為焦點，但對於姐姐在治療期間的辛苦也看在眼裡，小露常說：「我覺得小梨也很可憐，因為我常常要住院，變成她也只能跟爸爸或媽媽其中一人在家，不能全家一起吃飯。」她們兩個就是彼此相愛又很愛吵架，分開會很想念、在一起又互相討厭，雖然吵吵鬧鬧，但總讓人覺得，有手足真的很好。

Part.1
不平靜的11歲

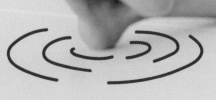

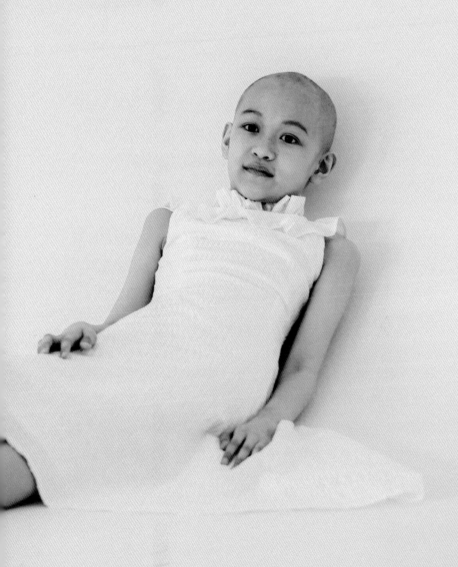

脖子的異狀

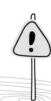

小露的幼兒園每年都會在過年前舉辦回娘家活動,畢業生都很期待回幼兒園和老師、同學敘舊,很多孩子畢業沒多久再回去都長得比老師還要高了,小露、小梨每年收到幼兒園寄來的回娘家明信片也都會開始期待。

回娘家的前一天,小露請 25 幫她印要教其他孩子們畫畫的資料,25 習慣性的捧著她的臉往下摸,發現脖子有一個腫起來的硬塊,他覺得很不安心,加上小露又是比較容易緊張的個性,那天哭了好久。

隔天,我們還是讓小露去參加一年一度的幼兒園回娘家活動,結束後就帶她去看小兒科。25 心裡一直忐忑不安,我憑著看很多醫療劇的初步判斷,應該是淋巴發炎,因為小露鼻子過敏,空氣不好的時候都會有鼻涕,所以脖子發炎應該也是因為這樣。(醫療劇看太多的後遺症就是覺得自己可以跟內、外科醫

生用專業術語交談，還能自己判斷病症。）

小兒科醫生是看著小露長大的，所以先驗血看看是不是有其他問題，小露平常打針就已經很害怕了，從她身體裡要抽血簡直是天崩地裂，她很少失控大哭，但是那天她坐在抽血區哭了很久，還好驗血後也沒有異常，醫生就開了消炎藥讓她回家吃，因為隔週就是過年，醫生請我們過完年再回診。

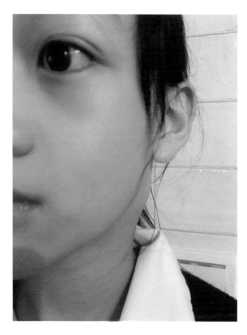

過年期間小露的淋巴消腫了，我們也鬆了一口氣，但沒想到年都還沒過完卻又再度腫了起來。

再回診的時候，醫生也覺得不安心，除了驗血外還多驗了一個乳酸脫氫酶指數，他說有問題的話，會再打電話通知。

一直反覆腫起來的淋巴。

隔天早上我還是照常去運動，運動一結束就接到醫生的電話，他認為指數有一點點狀況，建議我們轉到醫學中心掛「兒童血液腫瘤科」，再驗仔細一些。

聽到這我整個人起雞皮疙瘩，不敢跟 25 說這結果，只跟他說：「醫生建議我們轉診醫學中心的小兒科再確認。」然後我就先掛了醫學中心的兒童血液腫瘤科。

因為已經開學了，所以小露必須請假去門診，同時她也很害怕自己反覆腫起來的脖子有其他狀況，那天去門診的時候，一路上小露眼淚一直掉，她說等下醫生一定又要抽血檢查，整個人瘦小的身子縮得更小。

我們把轉診單跟藥單都交給醫生後，他摸了一下小露脖子腫起來的地方，接著鉅細靡遺的問診，包括日常生活的改變、作息、壓力等等，全都問得一清二楚，也都做了紀錄，然後仔細的解說。醫生說，腫起來的地方是淋巴，但腫起來的原因有可能是發炎或是腫瘤，目前肉眼看還不能判定，但狀況看起來應該是還好，不用開任何藥物，先回家觀察兩週，兩週後再來回診。

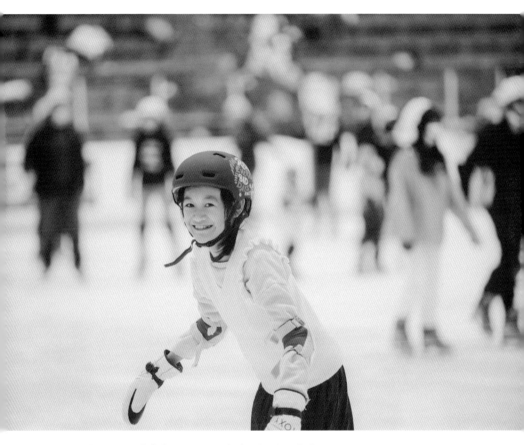

不知暴風雨即將來襲,生日過後去嘗試一直很想玩的滑冰。

小露：「不用抽血嗎？」醫生：「這兩、三週妳應該被抽了好幾次，很害怕對吧？我們先回家觀察，不抽血。」

小露鬆了一口氣，原本縮緊的身子放鬆了，我也鬆了一口氣，醫生看出了小露的害怕，不做什麼事讓我覺得很感謝，也因為這樣，初次看診小露就喜歡上這位不抽血的醫生。

兩週後回診，腫起來的地方沒有消、也沒有更大，醫生摸了摸，與上次的紀錄比對，要我們回家再觀察兩週後回診，一樣也是沒有藥物治療、不抽血。

葉醫師是一位讓人很安心的醫生，他講話語氣平穩，不會有高潮迭起，但很仔細的把所有可能發生的狀況，包括怎麼發生都認真的講一次，同時交代我們回家作息正常、排解壓力等。第二次回診後不到 3 天，小露的脖子的腫塊突然腫到快要跟耳垂一樣高。

我一直沒有跟 25 說其實是轉診「兒童血液腫瘤科」，我只告訴他是小兒科，因為我怕他擔心，而且 25 是會上網查非常多資料

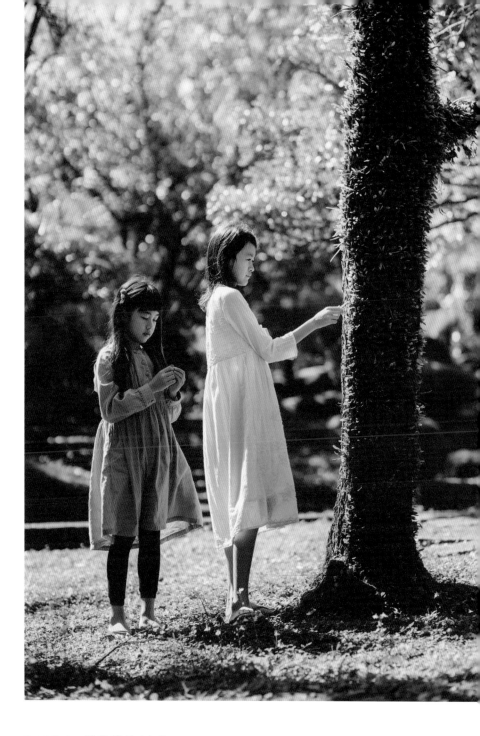

嚇自己的人，在醫生確診前不讓他知道可能比較好。但是這次突然又腫起來，25 傾向趕快再帶她去看醫生，我才把之前轉診的事情告訴他。

就診後，葉醫師立刻安排過兩天做斷層掃描，先確定腫起來的部位是不是實心的，若是實心，就要切片確認是良性還是惡性腫瘤。

小兒淋巴的問題其實很容易發生，比較常見的地方是脖子跟胯下，小露算是發生在比較顯性的地方，如果是胯下我們可能也不容易發現，不過因為她不會痛、吃喝也都正常，也就沒有特別擔心，沒有想到事情會演變成這樣。

等待著要去斷層掃描的那兩天，25 開始像冬眠的蟲，無法吃喝，他每次一遇到事情就會心情低落到無法進食，我要擔心小露，也要擔心他，這時候很慶幸自己的樂觀，在結果確認之前，我總是會往好處想的。

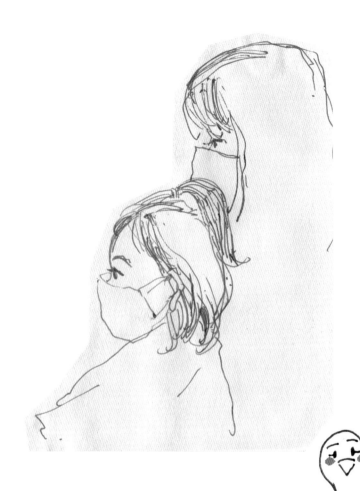

謝謝自己的樂觀，
可以支撐我正向面對未知的事情。

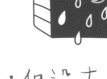

那天晚上，
我以為我很勇敢，但没有

 2020.03.05
11Y1M

醫生幫我們在早上安排了電腦斷層掃描，下午門診看報告，怎麼會有這麼急著公布結果的節奏，不過這樣也好，省得等待公布結果的同時，還得提心吊膽好多天。

早上送小梨上學後，我就直接帶小露到醫院做電腦斷層掃描，然後送她回學校再回家，25 下午去門診看報告。

因為掃描要禁食，所以從早上 6 點半起床到 10 點檢查，小露一口東西都沒吃，在停車場下車前，小露看著我問：「會沒事吧？」我牽著她肯定的說：「一定會沒事！」沒吃早餐血糖低，加上容易緊張的性格，小露到了放射科窗口就開始退縮，她看

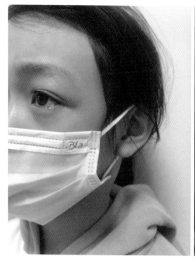 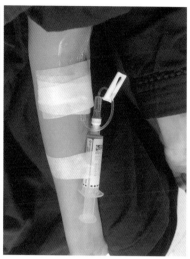

斷層掃描當天，小露在候診區哭了快 30 分鐘，一直無法接受手上要被插針。

她手上的針也直接插進我的心了。

到整排等著要檢查的人手上都插著針，又開始流淚啜泣。

來醫院之前我還特地先去領錢，我跟小露說，等等會跟護理師交代自費打不會痛的針。結果下車竟然把錢包忘在車上沒帶，精心布局不成，讓她哭到沒辦法冷靜，哭到一直發抖，坐在她旁邊我也好想跟她一起哭。

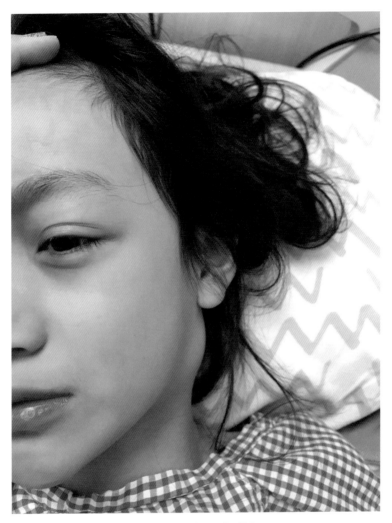

小露的淋巴在被通知住院切片時，已經腫到快跟耳垂一樣高。

旁邊整排等電腦斷層掃描的阿嬤都很熱心，一直告訴她：「不會痛、護理師技術很好、眼睛閉一下就完成了。」這種時候真的很感謝平常覺得多話的阿嬤，因為我都想跟著一起大哭了，實在連一句安慰的話都擠不出來。在一旁候診的阿嬤唱作俱佳，又是掀自己的針孔，又是跟小露說裡面大概會是怎麼樣的情況，就連護理師看她緊張成這樣，還過來跟小露解釋等一下打針的 SOP，然後進去掃描的過程會是什麼樣子。

我陪著她坐在等待區，不管抽血或是打針，我都是陪著她，等她冷靜下來再去投單等叫號，通常這過程大概要花個 20 分鐘甚至更久，但我覺得就讓她做好心理準備，準備好再進行，或許她的心理壓力能比較放鬆。

在候診區哭了大約 20 分鐘，小露去投單跟護士說她準備好了，我自己也很怕針，完全不敢看，只能抱著小露一起閉眼打針。針筒裡的顯影劑在拍攝的時候才會推進血管，小露可能是太緊張，針管插著後又從針頭滴了些血到地上，我也很緊張，而在旁邊等待，手也插著針管的阿公、阿嬤們也跟著緊張起來，還好護理師再次處理後就沒事了。

我在心裡想著，每天起床我們都覺得小露淋巴腫起來的地方變小了，尤其掃描這天，我們甚至覺得縮到跟過年差不多大小，肯定會沒事的！

電腦斷層掃描只能小露一個人進去，放射師是一位很有經驗的叔叔，小露掃瞄出來後笑咪咪的，直說：「裡面的叔叔很幽默，他說他只會騙男生，從不騙女生，掃描是不會痛的。」這種時刻真的會很感謝醫護人員用幽默化解她的緊張。

掃描後送小露回學校的路上，我們還去早餐店吃早餐，再繞到大稻埕去買了年前買的非常好吃的開心果，看著她進學校的背影，我在回家的路上雖然緊張，但還是深信一定會沒事的！

下午 25 去看報告，我預計 3 點應該就會接到電話，早上 4 點起床後就再也睡不著，本想趁著下午先小睡片刻，但怎麼翻就一直覺得心裡很不安。一直到 3 點半都還沒接到電話我真的很緊張，因為 25 腦子只有緊張神經，我怕他是不是聽完報告崩潰或是昏倒了等等。到了小露、小梨快放學的時候，終於接到他的電話，他要我先出門接小孩，他正在辦理住院手續，因為醫生

說掃描結果看起來應該就是腫瘤，但是良性還是惡性要切片化驗才知道，所以要小露晚上立刻住院，隔天早上安排切片檢查。

我的心也沉了，但又不能哭，該做的事情還是要做，該來的還是要面對。

在校車站接到笑咪咪的露、梨，下車後小露見到我的第一句話就問：「我沒事吧！」眼淚就快要奪眶而出，但我還是笑著跟她說：「沒事，只是醫生想要看得更仔細一點，確認一些治療的方式，所以晚上妳跟爸爸要在醫院住 3 天，等醫生確認。」小露一聽到這裡，眼淚又一大粒、一大粒的掉下來。

「如果妳是美人魚，那我現在馬上就發財了，因為眼淚是珍珠！」

其實，我看她這樣也真的不知道該怎麼辦，只能開開玩笑，安慰她醫生要消滅腫起來的地方，就得確認仔細才不會給錯藥。

25 在趕回來的路上，醫院要我們晚上 8 點前住院，回家後讓露、

梨先去洗澡，我趕快準備晚餐，順便幫小露收拾睡衣和盥洗用具，我想兩個晚上就回來，應該不用在那邊洗澡，所以也就沒帶太多衣物。

把晚餐裝到便當盒，讓小露、小梨在車上吃，我跟 25 根本吃不下，腦子裡很亂、心也很亂，到醫院放 25 和小露下車時，抱抱小露我的眼淚也快跟著她一起掉，只好要她晚上好好睡覺，明天一早我就過來陪她。

回家的路上，小梨大概也知道我的心情很不好，平時聒噪到可以講一整路的她也不太說話，默默的陪著我，回家後自己去刷牙準備睡覺。

那天晚上，我以為我可以很勇敢，但沒有。

手機裡一直傳來 25 拍的照片，小露一住進去就開始抽血、X 光檢查，於是她又崩潰了，哭著想要回家，看著 25 傳來的照片，我也跟著崩潰。

過年前我就一直深信會沒事，每次看醫生我也都還是覺得會沒事，自認平時善事做了不少，心地善良的我們應該會沒事，可是今天下午的結果真的讓我整顆心都揪起來，但還有工作要完成，還有小梨要照顧，不然我真的好想陪在她身邊。

這應該是我有史以來最難睡的一晚，醒著哭、哭著睡，心絞痛到幾乎無法呼吸，我的心真的好難受。

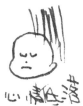

我一直以為
我可以很勇敢的面對，
但一個人的時候真的很難勇敢。

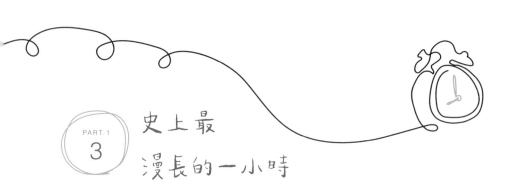

PART.1
3

史上最
漫長的一小時

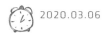 2020.03.06

我的人生裡似乎沒有過失眠，就連面臨聯考、結婚這種人生大事，我也都是沾枕即睡。可是小露住院的那晚，我失眠了，睡睡醒醒，好不容易睡著也頂多 15 分鐘又醒來，然後再度無法入睡，這大概是我人生史上最難熬的一晚。

好不容易等到天亮，送小梨上學的路上她不像平時那般聒噪，反而異常的安靜，我其實沒什麼心思理她，因為一想到小露，我的心就好像打了幾個結一樣難受，她就安靜的在安全座椅上吃她的早餐，聽著廣播搞笑，偶爾從後照鏡對我燦笑，我大概回了她史上最醜的一個笑臉吧，我想她知道我的傷心和擔心，想要讓我稍微分心笑一下。

到醫院看見小露躺在床上，原本就瘦的她顯得更瘦了，眼淚真
的要含得很緊才不會滴下來，她一看見我又哭了，說想回家，
不想住在這裡。我安慰她，等下切片完，明天就可以回家了！

這忽大忽小的淋巴真的很令
人頭痛，我跟小露都一直深
信沒事，以為只是因為過敏
導致淋巴發炎，沒想到電腦
斷層的結果是實心的，只好
切片確認是惡性還是良性，
主治醫生也很明白的跟我們
說，良性的機率非常小，所
以切片化驗除了確認外，也
要看看是什麼樣的細菌，好
投藥讓它消失。

每看一次躺在病床上的她，
我都得忍住眼淚，真恨不得
腫瘤長在我身上，小露還這
麼小，才剛過完 11 歲生日，

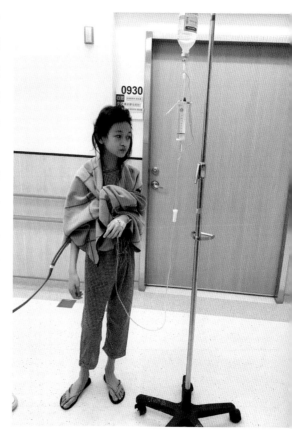

等切片的時候還能活動自如。

就要受這樣的折磨，真的很讓人心疼。那天從病房要進手術室之前，帶路的醫護人員推著輪椅來接她，看她很緊張，就告訴她等等會睡著不會痛，比打針還不痛喔！

等電梯的時候，旁邊總會有很多關切的眼神，這時候一聲「怎麼了？」或是「刀要開哪裡？」都會讓我煩躁的覺得「干你屁事」，這樣的關心讓我很不舒服，我被小露的眼淚逼得心慌，她整個人害怕的縮在輪椅上，讓我完全沒有心力面對這些陌生人的關心。

突然想起以前的自己，也總是會一股腦的熱血想要關心旁人，隨著年紀漸大，發現過度的關心其實對有些人來說是種負擔，或許當下不好意思拒絕你的好意，但心裡並不舒服。其實只要默默陪著，什麼都不說、不問，鼓勵關懷的效果會讓人更輕鬆沒壓力。

進手術室前，醫護人員讓我特地進來陪小露，只見她眼淚一直掉不停，我也很想跟著掉，但也只能抱著她，不斷的安慰她明天就能回家。醫護站的人員也都輪流過來跟她解釋等等要做什麼讓她安心，而且怕她冷，還送了好幾條被子過來給她蓋。

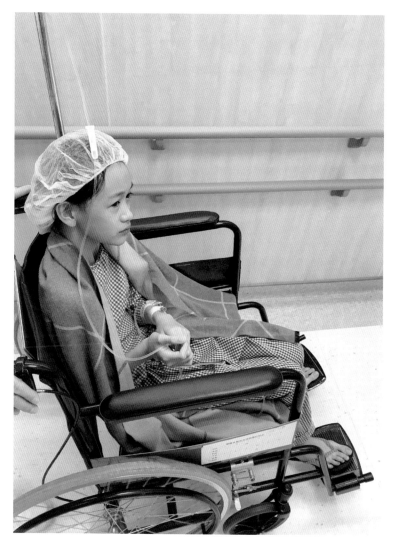

準備去切片的路上遇到很多陌生人詢問，雖然知道出自關心，但此時對於這些問候我只想回：「干你屁事？」

為了轉移注意力，我也只能跟她開玩笑，看著手術室前忙進忙出的醫生，我跟她說，在韓劇裡面，從手術室走出來的每個醫生都超帥、身材超好，怎麼現實生活都不是這樣？

小露終於笑了，然後我們開心聊了一下別的話題，就聽到醫護人員喊到她的名字，要進手術室了。她又慌張的哭起來，要我一起陪她進去。

「裡面只有穿無菌衣的人才能進去，等我去弄一套就陪妳去。」

幸好護理人員通融，讓我也換上無菌衣，可以陪她到麻醉生效後，再出手術室，心裡除了感謝還是感謝，謝謝她們體諒孩子的恐懼還有不安。

牽著小露的手走進手術室，我的心情真的不知道該怎麼形容，我自己也好害怕，陪她進去手術室裡，看到好多醫護人員和醫生，我真的好希望躺在那邊被切片的是我不是她，手術室裡的團隊真的都很有耐心，她們細心的跟小露解釋，等等會睡著，醒來就可以見到爸爸媽媽，不用害怕也不會痛，然後請她躺到手術床上，一邊繼續跟她聊天。

我站在旁邊只能看著她，因為害怕我一說話眼淚就會掉下來，她一個人躺在手術檯上，看著醫生幫她貼上我在醫療劇裡才看過的心電圖，眼淚一大顆一大顆的冒出來，我記得她說：「我怎麼還沒睡著……」然後她的眼睛慢慢閉上，眼角冒出一大顆淚，她睡著了。我也跟著哭了。

護理師帶我出去，換下無菌衣走出手術室，留下小露一個人在手術室裡真的讓我很難受，我只跟 25 說我要上廁所，沒有多提裡面發生的事情，我需要一個人冷靜一下。

切片手術大約一個小時，這真是史上最漫長的一個小時，我跟 25 坐在家屬區，不知流了多少眼淚。25 從知道小露要斷層掃描、要切片，就幾乎不吃不喝，他的個性很容易一直鑽牛角尖，這讓我除了擔心小露，也擔心 25。

一個小時後，小露被推到恢復室，醫生跟我們說明切下來大約 1cm 左右的樣本會拿去化驗，縫線傷口用了美容膠帶，不用換藥也不用特別護理。25 進去恢復室等小露醒來，他傳來小露戴著呼吸器虛弱的照片。

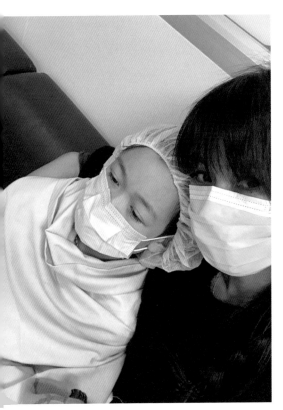

在手術室外坐立難安，只好一直跟小露開玩笑，想起我看過的醫療劇裡，每個醫生都又高又帥、身材又好，但怎麼現實生活中，從手術室走出來的都不是這樣？

辛苦妳了，孩子！

回到房間後可能因為麻藥還沒全退，所以她昏昏沉沉的一直在睡覺，因為從一早到切片醒來都沒有吃東西，護理師說清醒後先喝水，沒吐再吃其他食物，醒來後先喝了我從家裡帶來的滴雞精，然後把一大碗清燉牛肉湯喝完，我想她真的是餓了！

接著開始心情很輕鬆的打起電動，她說她忘了帶想看的書，但還好有帶電動，讓她可以分心。我們都覺得明天就要回家了，心情輕鬆愉悅。

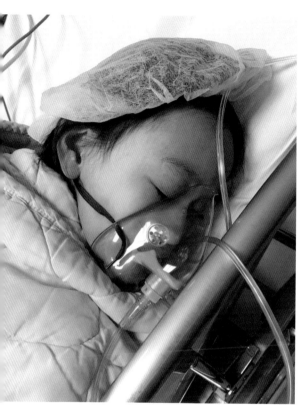

在恢復室等待麻醉藥退。醫生
在小露的脖子上取了1公分的
切片，在我跟25的心裡，一樣
也割去了一塊肉。

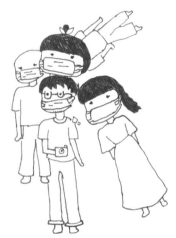

有時，陪伴就是最好的關心，不一定
要追根究柢問清楚才是真的關心。

PART.1
4

我們要
先胖起來

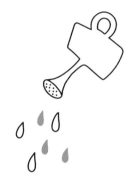

切片完的傍晚，主治醫生拿了切片裡的小樣本過來跟我說明，因為檢驗結果要 4 天後才能知道，本來可以讓我們先回家，等報告出來再到門診看要怎麼治療，但醫生說他稍微檢驗，初步判斷的結果應該是淋巴瘤，小露的這種瘤又是一般門診比較常見到的，幾乎有 3 ～ 4 成都是這樣的瘤，治癒率是 7 成，復發機率也不高。

聽起來是好事，醫生希望我們直接住院住到切片檢查出來，然後接著治療，等報告的這幾天，因為都住院了，他想幫小露做更仔細的胸腔跟脊椎檢查，雖然血球數字沒有問題，其他也沒有異狀，但投藥前再做一次檢查比較安全，也交代要先跟學校請兩週的假，把該做的準備都做好。

醫生的分析讓我安心一點了。醫生也同步說明接下來三個階段

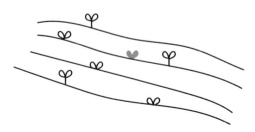

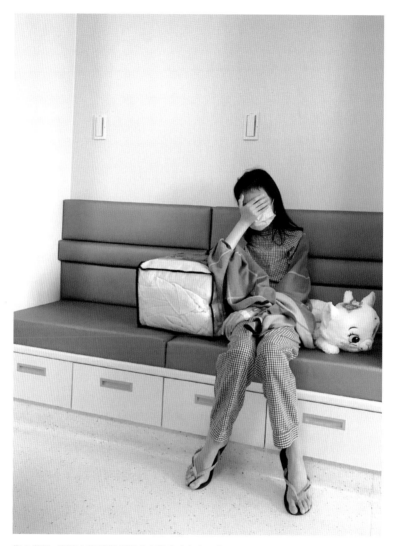

傷心難過，還沒有辦法接受這些事情發生在自己身上。

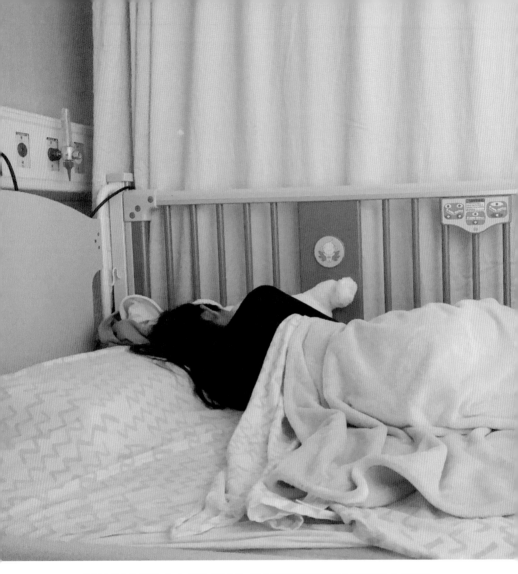

看著她瘦小的背影，全身充滿了藥水味，原本應該要在學校開心享受學生生活的她，
怎麼就突然得住院了呢？

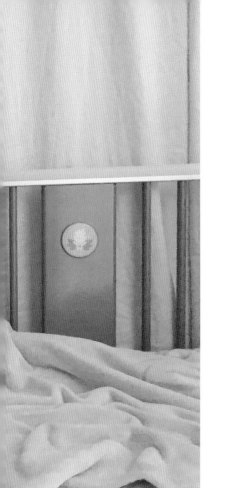

的治療，他說這樣的瘤很單純，所以他們對投藥很有信心，第一、二階段的治療要比較常住院，六個月後的第三階段治療只要在家吃藥。

聽起來很簡單，但小露本來就很瘦，我真的很怕她沒有本錢可以再瘦下去，想著想著又要躲到廁所去掉眼淚。

我跟小露說在治療前我們要先增胖10公斤，這樣才有本錢瘦，小露說10公斤太多，看起來會很胖，穿衣服不能露出肚子，她只想胖5公斤。

但我只想要她健康！

她問我：「為什麼小梨都不會生病？我又是過敏又是腫瘤？」
我也想幫她承受，看著她掉眼淚我就想跟著哭，我也不知道老天為什麼要分配這疾病給她？

晚上我們點了外送，擔心新冠肺炎的疫情，也不好讓外送人員進來醫院，所以我在訂單上註明在兒童醫院一樓外面等。

外送人員見到我說：「不好意思還讓妳下樓等。」
我跟他說：「我才不好意思在這種時候要你送到醫院裡。」
我們兩個互相說謝謝後，心裡暖暖的。

回病房的路上，心裡好像有東西壓得喘不過氣，我明明是一個很好的人，又善良又有禮貌，只是偶爾會看人家不爽、地雷有點多，但是善事、善款也不少，平時也拿香拜拜，也會跟天主禱告，應該不會有太壞的事發生在我身上吧？

這兩天眼淚流了不少，每個字都讓我眼淚狂噴，半夜哭濕了好幾張衛生紙，我還沒有跟其他家人說小露的狀況，因為怕大家擔心會問太多，這種時候的我不適合聊天，也不適合說明小露目前的狀況。

沒有什麼比身體健康更重要，小露說好希望快轉人生這階段。嗯！我也好希望。好希望這段辛苦的時刻已經熬過了。

睡前跟小露躺在床上抱著她睡覺，看著她的背影，聞著她渾身的消毒水味，眼淚又把枕頭弄濕了一大片。

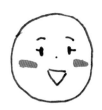

世界有時就是這麼不公平，
但我還是選擇當個善良的人。

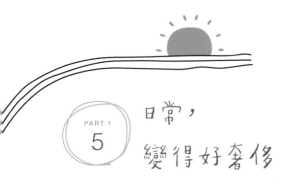

小露自從知道醫師要她連請兩週不能到學校，只要一想到就會崩潰，眼淚直掉。今天一早，我們左、右兩邊的孩子也出院了，她一聽到又忍不住邊吃早餐邊哭，為什麼別人都可以出院，只有她想回家卻又不能回家，斗大的眼淚一直奪眶而出，她想要回家。

於是我們跟醫生請假，讓住院一個星期都沒見到太陽的小露，回家放鬆一下。

從沒想過原來一家人在一起這麼簡單的事情，這兩週變得好困難，看小露一回家就露出許久不見的笑容，我眼淚又要掉出來了，怎麼才幾天，回家這件事變得好難，以前天天都在做的事情，小露現在卻是天天哭著期待。

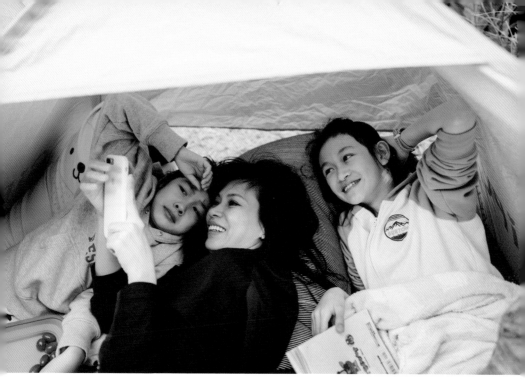

回家後我們在院子裡晒太陽、享受露天電影院。

匆匆入院本以為三天就回家,什麼都沒帶,結果突然多了好多
天,可以請假回家鬆口氣,現在對我們全家來說,是奢侈也是
幸福的時刻。她說:「我想念自己的床,我想念小梨。」

每句話都足以讓我崩潰,我真心好希望這一切都可以快轉,對
她來說真的太辛苦了!在家的每件小事都變得很奢侈,想念家

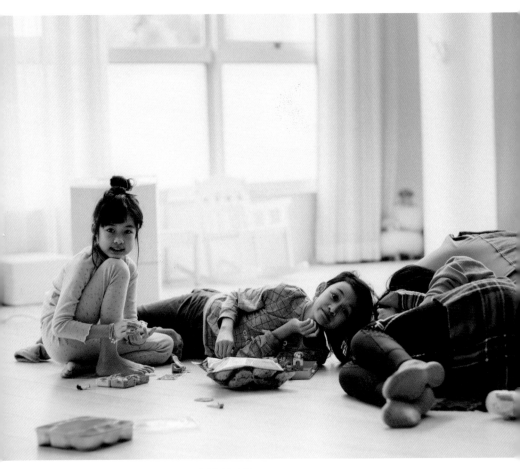

也在客廳廢了一下午，這是最美好的日常。

裡的床想躺著好好睡一覺，卻又想念窩在客廳看書、小梨在旁邊吵的時光，所以小露放棄睡覺，坐在自己最喜歡的角落看起一本又一本的書，小梨則在旁邊玩，客廳偶爾傳出兩個人的笑聲、吵架聲，我在廚房準備晚餐……這不就是我們的日常，怎麼才過幾天就變得好奢侈？

醫院只讓我們放風幾個小時，我一回家就趕著洗澡、做菜，看見客廳她們兩人的樣子，眼淚都跟湯混在一起了！一起吃過簡單的晚餐後，我們又要回醫院，我跟 25 要輪流在醫院陪小露，也得輪流在家陪小梨。小露說，她好希望小梨可以一起去醫院陪她，因為在餐桌上，小梨的分享總會讓小露哈哈大笑。

我又躲到一旁去擦眼淚了。

25 送我們回醫院，看得出來，充飽電的小露口罩下的心情是開心的。這次回家她帶了幾本喜歡的書來，因為隔天是週日，我們可以再次請假回家，她很開心，一直交代小梨不要睡太晚，要 25 一早就來接我們回家，她想在家待久一點，我聽了又忍不住心酸。

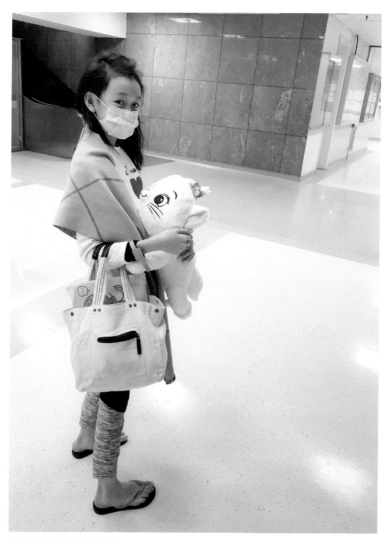

回家充飽電繼續回來住院。

在小露面前我不能掉眼淚，她是個容易緊張想很多的孩子，但每次等她睡著我在旁邊打著這些記錄，都是哭濕很多衛生紙才能繼續寫下去。

每次她哭著說想回家，我也很想跟著她哭，但只能鼓勵她要吃很多，把身體養健康才能快快回家，不要再來了！

深信正面的力量，
會帶來不一樣的結果。

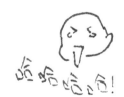

哈哈哈哈！

PART.1

6　久違的大笑

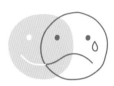

這是這幾天以來,小露笑得最開心的時候,在家裡她可以做她喜歡的事情,還有小梨可以逗她、跟她吵架。待在醫院的時候,她都好難這樣大笑,其實不只她,我們也很難笑得出來,有時候為了工作拍照,臉雖然是笑著,但似乎只有皮笑,肉卻無法真的笑開。

可能因為原訂今天可以請假回家,所以小露昨天回醫院跟今天起床心情都很好,但她昨晚睡前跟我說:「妳看我手上被扎了很多針孔的洞。」我的心又沉了……

小露這 11 年來很少吃零食,也很少外食,我幾乎天天回家煮飯,也不喝飲料、不吃炸物,我真的不知道為什麼會讓她受這樣的苦,每次一想到這,心理就無法平衡,我明明這麼健康的控制著她們的飲食,為什麼還會這樣?!

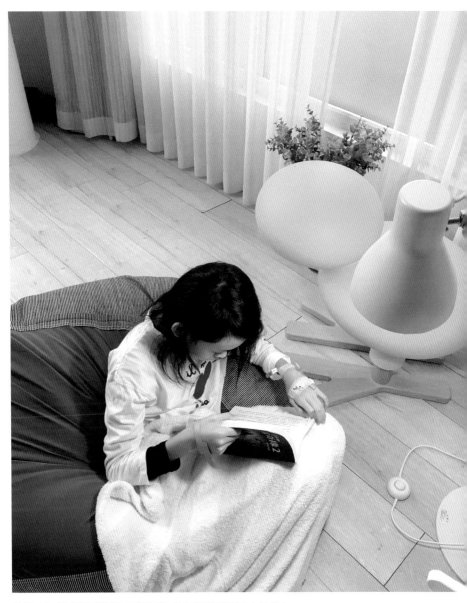

請假回家手上還插著針管，不管去哪，家永遠是最溫暖自在的地方。

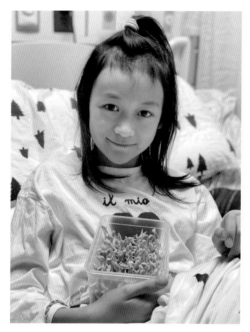

轉移注意力，讓小露和小梨
比賽種綠豆，但沒想到醫院
空調溫暖，綠豆快速長大。

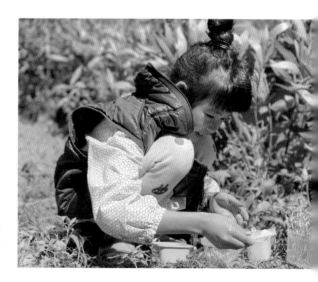

綠豆長太快，才 3 天就這樣
了，只好帶回家請小梨幫忙
種到土裡。

我心疼的看著她，脖子上還有前兩天做切片手術留下的傷口，真的好希望一覺醒來一切都沒事。回家的路上，我順路去市場買菜，又不禁想著，不久前還這麼熟悉的日常，現在卻變得好奢侈。

下午的時候，我提議一人種一盆綠豆，因為小露只要一想到要回醫院就會一直掉眼淚，我要她跟小梨比賽種綠豆，看誰的先發芽，這引起了她的興趣，不再想著回醫院的事了。

小梨把她的綠豆排列得好像當兵的隊伍，小露種完就跟25去院子整理長得太旺盛的薄荷堆，然後又開始窩在露天閱讀室看書，露出久違的笑容。好幾度我都得用力憋著眼淚才不會掉下來，其實我真的不勇敢，一想到小露晚上又要回醫院，我真的心整個揪起來，為什麼不能一切都好好的？

要回醫院前，我讓小露先在家裡洗好澡，她說想要睡在自己的床上，好久沒躺自己的床了，她就這樣躺著跟小梨聊天，然後問：「可以不要回去醫院了嗎？我真的不喜歡。」「我也不喜歡，但是身體裡的細菌如果沒有讓醫生治療，也不行。」很多時候我真的沒有這麼勇敢！我是真的好傷心，很想陪著她一起

掉眼淚。要回醫院的前一刻，小露崩潰了，眼淚一直不停的掉，說她不想回去。「希望綠豆發芽我就能回家。」我也好希望。

醫生說暫估兩週住院治療，小露一直希望下週就能回家、可以回學校正常上課，她還希望出院後先去阿嬤家養肉，讓阿嬤幫她補一下身體再回家。

小梨在小露要到醫院的路上也崩潰了，她說不能接受我一直去醫院陪小露，我知道她心理也覺得不平衡。回程路上只有我跟她，我請她幫我個忙，因為姐姐在醫院要一直打針、做檢查，爸爸都會擔心到吃不下食物，所以我要去醫院陪姐姐，讓爸爸回家休息一下，妳要跟他說，要吃飯。我們一人負責一個，這樣姐姐才能快點回家，我們就不用再去醫院了！小梨收起眼淚，答應我她願意幫忙。

25 跟小露到了醫院後，傳來消息：「明天要抽骨髓，還有全身骨頭掃描，還有全身電腦斷層，共 3 個檢查。」

我多想快轉這段時間。在醫院我和小露一起睡在病床上，夜裡看著終於入睡的她，我都會忍不住哭出來。隔天清晨醒來，看

著她熟睡的臉，眼睛又被淚水搞得模糊。看她這樣受苦我心裡也好痛，看 25 擔心到不吃不喝我也不知道怎麼辦，好希望很快就都平安沒事了！

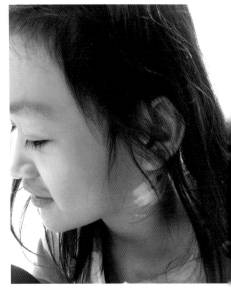

切片完的傷口。

後記

後來我們才知道，化療中的孩子是不能碰土跟植物的，因為可能帶有微量的細菌，對一般人來說沒有問題，但卻會讓這些抵抗力低的孩子受到細菌感染。

假若每件不好的事都能快轉，那就不是人生了。

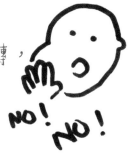

NO! NO!

小露：
我生病了，好可怕

大家好，我是小露。

2020 的年初，我們發現了我的脖子上有一個大約 2 公分的腫瘤。發現的隔天，我們就直接去給以前小時候常看的醫生檢查，一開始醫生也覺得那只是細菌感染。

後來，某天門診回家後，醫師打給媽媽，他說他發現我的一個指數不對，但是他們的設備無法檢查出為什麼，所以為了安全起見，他請我們轉診到醫學中心的兒童血液腫瘤科。

轉診後的這位葉醫師，他先讓我什麼藥都不吃，觀察一段時間，第二次門診他也說要再觀察。

結果，我的腫瘤就變大了，當下我們再回到門診告訴醫師，他就直接幫我安排了一個電腦斷層掃描。那天我完成檢查後就回學校上課，但是沒有人知道那是我小學五年級的最後一堂課。下午爸爸回去門診看報告，結果晚上就告訴我，我們必須住院再做更精確的檢查。

我聽了一直哭，那天晚上是我哭得最慘的一次，因為我覺得很害怕，覺得自己是不是怎麼了？一開始爸爸媽媽說只要住 3 天，但是我住院的隔天做了切片檢查，後來住了快要 3 週。

報告結果出來的那晚，來了一位醫師把爸爸（那時候是爸爸陪我住院）叫出去外面很久，請我在病房裡等。

後來才知道原來自己得了癌症，3/11 晚上，開始了我的化療生活。

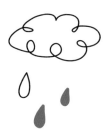

7 不平靜的 11 歲

這 100 天，我們真的很辛苦，不敢回頭看是怎麼撐過來的。
小露生病了。

剛過完 11 歲生日，在沒有任何疼痛之下，很慶幸發現得早，24
小時歷經了斷層掃描、住院、切片、骨髓液檢查，25 推著輪椅
穿梭在人來人往的醫院裡，一堆檢查、針劑、麻藥還沒退，加
上副作用的嘔吐，平時活蹦亂跳的小露虛弱的癱在輪椅上，就
連上檢查檯都必須被抱上去。

小露很勇敢也很懂事，面對自己的疾病從一開始的崩潰大哭，
到樂觀治療。兩隻手背戳滿針孔，右手打不了換左手繼續打，
她自己都笑稱那些針孔是在血管上排隊，一個一個的洞代表每
次化療上針的記號。後來血管硬化到很難上針，她問護理師有
什麼方法，知道熱敷可以幫助血管比較好上針，就會在上針前

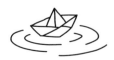

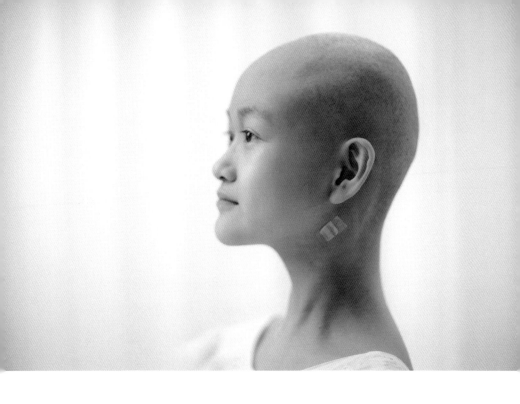

不斷熱敷，讓自己的血管可以浮現，不用重複上太多次。

「為什麼生病的是我？」

一開始我也跟她一起每天哭，700 多天的治療一想到就覺得好
害怕，每天哭著睡著，希望醒來後這只是一場夢。後來我告訴
小露，或許老天想給妳個特別的任務，讓妳接觸不同的孩子，
安排我們到兒癌病房住一陣子，這樣妳以後就可以有更多能力
幫助更多的孩子。

「還好是我，不然不知道誰可以照顧他們。」有天在醫院熄燈後，她背對著我在床上這麼說著，要有多少的勇氣才能說出這些話？

其實，我們都沒想像中的勇敢。

我一直以為我很樂觀、很勇敢，可是當這些電視劇般的情節一件件接踵而來時，眼淚已經不需要醞釀，隨時就像打開水龍頭一樣滴下來。剛開始小露常常一邊打針、一邊哭，還要一邊安慰我，那種半夜心痛到醒來的日子，真的很可怕！回想起小露生病的前 100 天，一半以上的時間都住在醫院裡，我們都很不能適應。但現在我們已經可以把醫院當飯店般，自娛娛人享受著臺北市百萬夜景，倒數著治療，這一路說來輕鬆但走來真的不容易。

我雖然不勇敢，但我感謝樂觀的自己，可以用開朗的心調劑疾病疼痛，讓小露和 25 可以分心。住院期間除了不舒服之外，大部分時間我都希望小露可以正常過生活，早睡早起、該學習就學習、該運動就動，我一直告訴她：「妳跟別人沒有不一樣，只是有時候要治療，但大部分沒有不舒服的時候，就要跟以前

一樣過日子。」人的惰性很可怕，很多生病中的人都會想要好好休息，躺了一週，第二週就會也想要鬆懈，即使沒有疼痛也會想要看電視、滑手機的過著每一天。

小露確診的第二天，我已經開始幫她找老師，她說想上瑜伽、想學大提琴，我都幫她找了老師。雖然後來沒辦法上，但我想要讓小露知道，生病了還是有很多事情可以做，而不是整天只想著我是病人。在化療期間，她早上起床會先跑 15~20 分鐘的跑步機，然後再吃早餐，下午才開始學習課程，這樣的學習計畫我相信她是可以做得到的，而且日後回頭看，也會感謝此時的自己是這樣努力的追上進度。

遇到了就選擇面對，
只煩惱已發生的，
先別擔心未知。

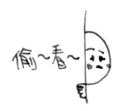

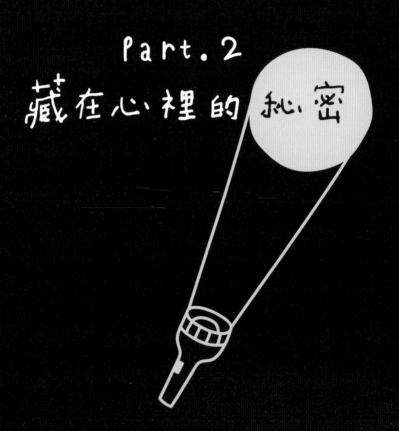

Part.2
藏在心裡的秘密

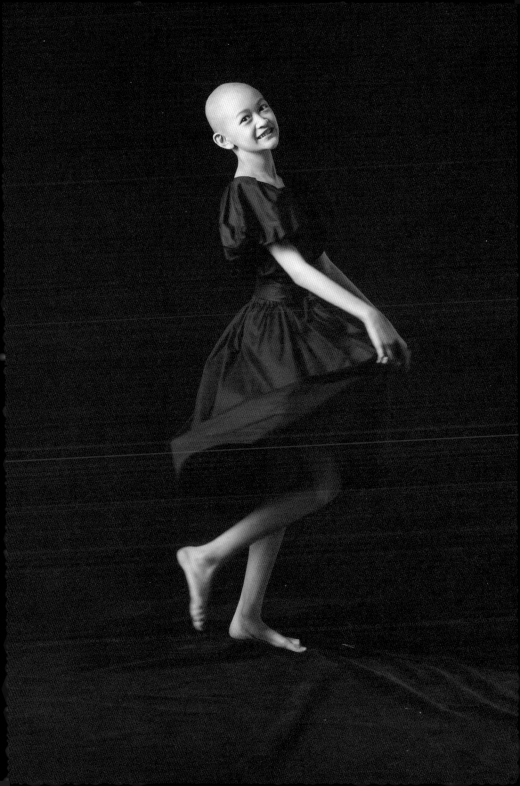

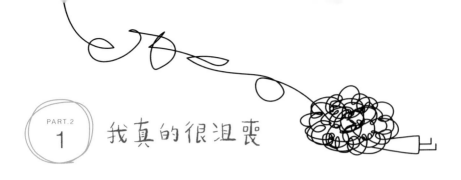

其實，我真的很沮喪。

一直以來對於小露、小梨的飲食和生活作息我都有很嚴格的規定，甚至一年四季外出都帶著保溫瓶裝溫水，也不太吃冰、不吃零食、九點睡覺，一直都是這樣過來的，我真的很生氣為什麼會讓小露生病了，我明明做得很好，為什麼會這樣？整晚我在家是被心痛醒的，幾乎每 15 分鐘醒來一次，心一直絞痛著無法平復，我不知道我能做些什麼？

早上叫小梨起床時，我忍不住大哭了，明明這時候小露也應該與我們一起，但她現在卻在醫院裡等著檢查，眼淚不聽使喚就這樣一直掉，整路不管我跟小梨說什麼，她都只說「好」，然後一直擔心的看著我，默默的在車上吃完早餐然後上校車。

我也希望自己不難過，但真的做不到，一想到小露我實在冷靜

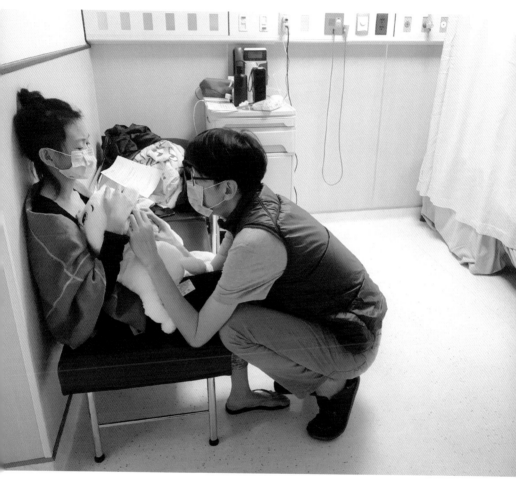

要抽脊椎液檢查前，簽了麻醉同意的風險書，小露很緊張、我們也好緊張。

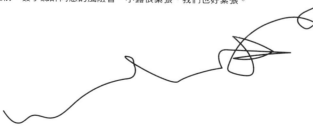

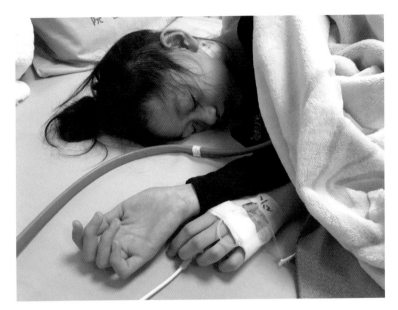

抽完脊椎液後還沒清醒。

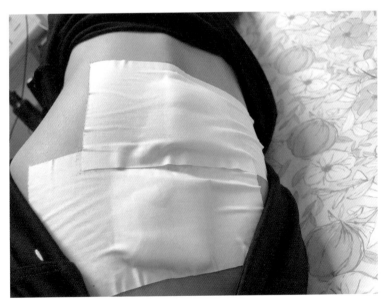

背後被貼了好大的膠布。

不下來，那幾天就是醫院、家裡兩邊跑，每回從停車場走到醫院的路上，我都好希望這是夢，醒來一切都會恢復原狀。

今天有好多檢查要做，因為醫生覺得既然都在醫院等報告了，不如一起做完全部檢查，以免有漏網之瘤。我抱著小露，讓護士把針管插進血管，先抽血再打點滴，這時的我真的很想堅強，但我做不到，只能陪著她一起哭，原本應該要在學校上課的孩子，現在卻因為腫瘤被迫留在醫院，面對一連串檢查。

插完針管後，我要她陪我走走，雖然走廊只有 3 公尺不到，但我還是希望她陪我來回走走。這裡晒不到太陽、不知道外面天氣、氣溫冷熱，有的只是醫院空調和消毒水的氣味，難怪小露想回家，想念院子的太陽、想念跑跑跳跳、想念青草地。

脖子上的切片傷口有時候會滲血，她的大眼睛就會露出恐懼，要我們帶她回家。如果可以，我真的很想立刻就回家，多希望這一切都是夢，有人可以來把我搖醒嗎？

白天哭、晚上更是大哭，我明明是個善良的人，每年也都持續回饋社會，為什麼上天還要讓我的孩子承受這苦難的折磨？

世界真的很不公平。

小露今天的三個檢查中有一個是脊椎液抽取，需要全身麻醉，每次簽全身麻醉單我都很痛苦，更何況這次還得抽取骨髓液，雖然會打麻醉讓她睡著，但一想到她才 11 歲就要經歷這種痛還是忍不住鼻酸。

小露知道自己等等會睡著忍不住害怕，25 很怕，我也很怕，但還是不斷的告訴她：「不要怕，睡醒我們都會在旁邊陪妳。」

護理師注入麻藥後，小露昏昏沉沉的閉上眼睛，這是我第二次陪她全身麻醉，好希望沒有下次，好希望一切都沒事。

看著她慢慢閉上眼睛直到失去意識，真的很難受，抽骨髓液跟脊椎液大約要半小時，我跟 25 一回到病房就開始掉淚，不想哭，但眼淚就是忍不住掉下來。

40 分鐘後，醫生要我們到恢復室幫忙按壓住傷口，小露麻藥還沒退，身體還保持著抽液時側躺腳彎曲的姿勢，一眼看到背上

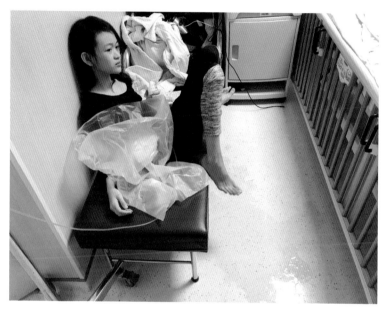

清醒後就吐了一地，小露直說：「對不起，我不是故意的。」

的那兩個傷口，若可以，我真的願意代替妳。

為了確定胸腔沒有問題，醫生又再次安排斷層掃描，麻藥還沒完全退去，緊接著又得斷層掃描，因為斷層前不能進食，所以小露都還沒吃東西，加上全身麻醉整個人昏昏沉沉直喊不舒服，癱軟的趴在輪椅上，讓 25 推著她，虛弱得臉色蒼白。

一陣折磨後，回到房間小露就忍不住吐了一地，她一直跟來擦地的阿姨說：「對不起、對不起，我不是故意的。」

所有人都知道妳不是故意的，可以不要道歉的。

傍晚吃了一點食物後，小露開始畫圖，她請我幫她買福爾摩斯全集，說她無聊的時候想看，請我帶水彩到醫院，說她沒事想畫畫，但她最想的還是快點回學校上課。

只要能在醫院做打針以外的事，我都很鼓勵她，所以幫她選了很多書，下次到醫院時就可以帶給她看。

勇敢的小露，我好希望這一切都不是真的。

我的主治醫師

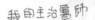

侯人尹
葉庭吉
張嘉
劉哲x

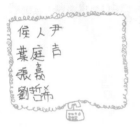

9
3月00月
2020年 Day 4   ✝耶穌
                        保祐一

To day，我做了3個檢查，
分別有4受檢查、電腦斷層和
核磁造影。其中4受檢查是有打睡
覺藥的，所以比較不會有感覺。

😊

1.   2.   3.
4受檢查   電腦斷層   核磁造影

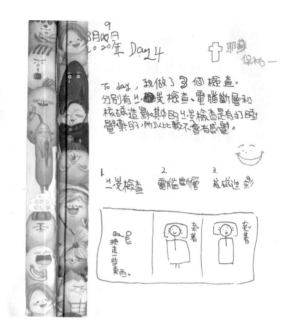

日復一日習以為常的事，
直到有天突然終止，
才懂得日常有多珍貴。

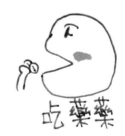

吃藥藥

PART.2
2

淋巴芽性淋巴瘤 & 730 天的療程

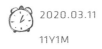 2020.03.11

11Y1M

我的腦子一片空白,眼淚關不住的直往下掉,正向思考並沒有為我們帶來好消息。

切片檢查比我們想像中的還要久,醫生說,必須把切下來的瘤泡到福馬林裡,再用蠟封起來,然後才能做病理解析,這個過程對於等待結果揭曉的家屬們來說,每多一天都是一種折磨。晚上,25 打電話回來,小露確診是「淋巴芽性淋巴瘤」。

順利的話,整個療程是兩年,一共 730 天。分 3 個階段,前 20 週要住在醫院,因為施打化療針劑身體會很虛弱,不能有其他感染否則會很危險。第二階段在 20 週結束,出院回家後開始,

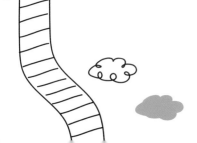

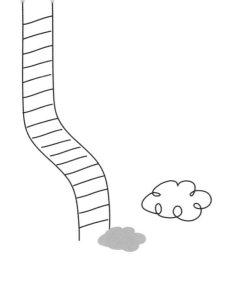

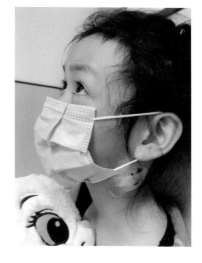

等待公布結果的過程真
的很難熬。

每隔幾週再回來住,到了第三階段就可以不用住院治療。但這
兩年不能上學、不能去人多的地方,而且還會有一些可能的副
作用。

前提是「順利的話」才有可能控制在兩年的治療期,如果中間
有任何差錯,像是發燒、血球數值太低都要先暫停治療,這樣
療程就有可能拉長到兩年半~三年,所以醫生要我們一定要多
方注意,才能讓治療順利進行。

小露聽到兩年不能上學完全崩潰了,尤其當時她已經五年級,
接下來就要畢業,然後上國中,等於國一前她都不能去上學,

那個晚上她的眼淚不停的掉，很沮喪。「這是淋巴癌嗎？」小露問。

從嘴裡說出「癌」這個字真的很困難。我一直不想承認和面對，這兩天心情還不錯，和小露有說有笑，結果醫生扔了一個好大的炸彈，我完全不知道如何拆解，晚上工作完後跟小露通電話，本來想要安慰她，結果變成她在安慰我，要我快去休息，這麼乖巧的孩子怎麼會發生這種事？

我跟 25 還有小露、小梨，一直選擇當善良的人，為什麼要給我們這麼大的難題？

醫生大概說明了治療的副作用，小露說她不敢睡覺，因為怕一覺起來頭髮都不見了。從小她就一直很在意頭髮，好不容易到了四、五年級終於長長，現在卻因為化療必須掉光，可以想像她有多傷心。

我只能安慰她，市面上有很多漂亮的假髮，要什麼髮型都有，頭髮若真的有掉光的一天，我們可以戴

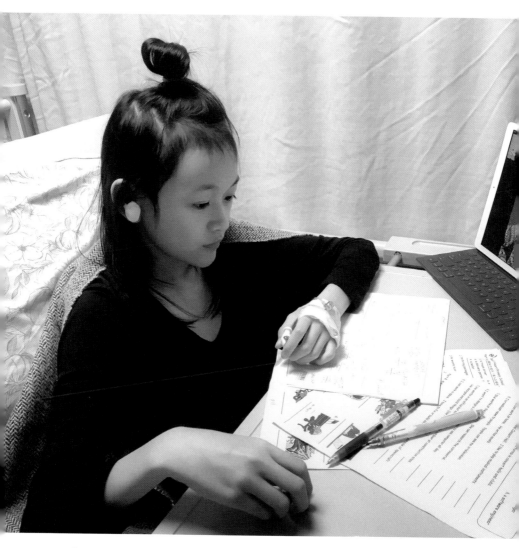

儘量讓住院的日子還是有事做，該學習就學習。

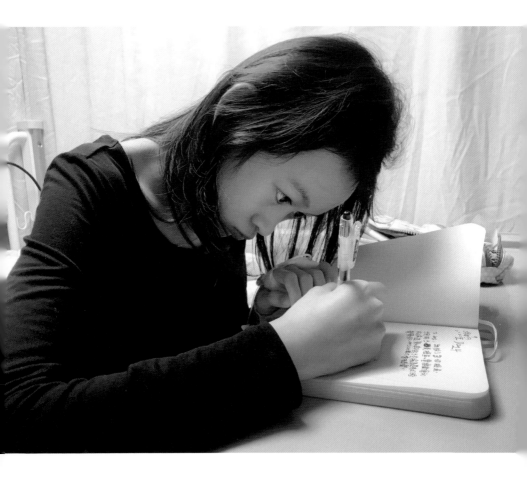

一開始還能寫日記，後來開始治療回憶太痛苦，根本不想記錄。

假髮，不會有人發現的！

哭完之後日子還是得過，我真的不知道接下來會怎麼樣，跟 25 約定好，我們都要照顧好自己的身體，接下來兩年我們誰都不能生病，目標就是把小露照顧康復，一定要好起來。

心真的很痛，痛到我抱著小梨痛哭，她也慌張了，我問她知道姐姐的狀況嗎？

她說知道，她說她會照顧好爸爸跟自己。

心碎了一地，
世界還是不會因此停止轉動

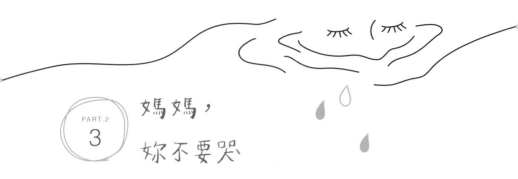

在小露旁邊果然比較心安，雖然兩個人擠在小小的床上，晚上
醫護人員進進出出，有時候半夜突然害怕到醒來，接下來還有
20 週要住在醫院、有兩年沒辦法上學、不能出國旅行、不能去
人多的地方、飲食和居住環境都要很小心，因為化療會讓皮膚
變薄，所以不能曬太陽，很多東西也都要注意。

想到這裡我看著睡在身旁的她，忍不住難過的哭了起來。可能
鼻涕聲太大，她被我驚醒後，用扎著點滴的手拍拍我的背、握
著我的手。

我問她：「妳害怕嗎？」
她搖搖頭說：「不怕。」就又繼續睡了，但她的手像是小時候
我拍她睡覺那樣，不斷輕拍我的背。

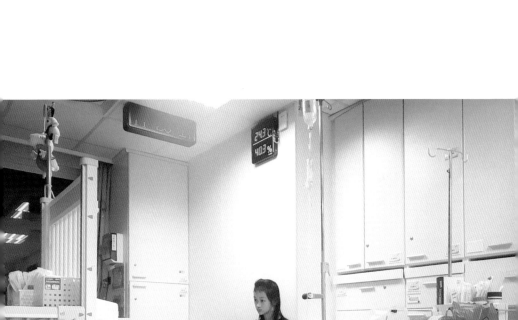

2020.03.11 第一支化療藥劑。

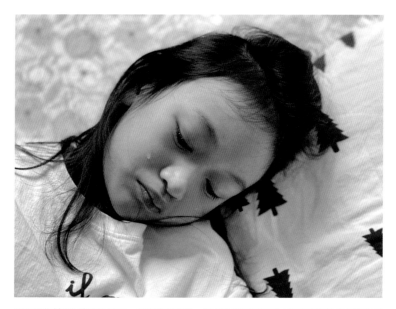

那次的藥劑施打完後吐慘了，我們都很害怕，但也只能好好陪伴小露走過這段辛苦的治療路。

小露的療程一共有 9 支背針要打，每次都要全身麻醉，主要是用一根很長又很粗的針插到脊椎裡把化療藥劑推進去，因為淋巴遍布全身，脊椎液檢查沒有問題，但或多或少有可能被感染，所以在化療的時候脊椎也會施打，以免節外生枝。

每次看到她全身麻醉秒睡跟無意識的狀態都會很揪心，再加上初期很多檢查要做，像是心臟超音波和腎臟超音波都是醫生建議必須記錄下化療前的狀況，以便掌握化療期間是不是有變化。被許多檢查和藥劑折磨到無法站立行走的小露，只好靠輪椅移動，在檢查過程我幫她推輪椅的時候，她對我說：「對不起媽媽，我不是故意要讓妳跟爸爸這麼忙的。」

這兩週是我人生眼淚掉最多的時期，短短一句「我不是故意的」，讓我在電梯前又哭了。

二十四小時注射點滴，讓她半夜也得起床上廁所。因為要計算尿量，所以必須先尿在尿桶量杯裡，確認 cc 數後才能拿到廁所倒掉，這樣就必須要有人輔助才能上，她只好把我叫醒，有次半夜把我搖醒兩次後，她說：「媽媽對不起，讓妳不能好好睡覺。」

我真的不明白，為什麼這麼貼心的孩子要受這種苦難的折磨？她肉體辛苦，我們卻是心靈上的痛苦，每次看到她這樣無法安慰就算了，還要讓她反過來安慰我們。

化療的第一階段除了點滴之外，每隔幾天就要打肌肉針，只能挑手臂或是屁股打，護理師真的很好、很溫柔，常常一早就來跟小露說今天要做的事情，然後說這支針只有 1cc 所以她會慢慢打，如果痛就說，她會停下來等小露準備好再繼續推。

小露真的很緊張，所以在治療室一直哭，護理師還抱抱她跟她說：「我數到三妳就深呼吸我趕快插針，然後妳數到 5 我就推完了，這樣好嗎？」

我真的好感謝護理人員這麼有耐心、這麼貼心的抱抱她、安慰她，因為我抱著小露自己都在哭，小露躺在我懷裡把屁股露出來的時候，眼裡充滿淚水看著我說：「媽媽，妳不要哭～」

我根本止不住眼淚，連口罩都濕了，心裡真的太痛了。

有時，我看見她臉上掛了兩行淚，她說：「我看見枕頭上有好多我的頭髮，有很多斷掉了，我覺得好可怕。」然後一轉頭對我說：「我想好我要什麼樣的假髮髮型了。」不一會又說：「如果我戴假髮去上學，歪掉了不是更醜、更尷尬？」

我告訴她現在假髮技術很好，不太可能一下就歪掉，不然那些在演唱會唱跳的歌手跳一跳假髮就歪掉，不就嚇壞所有歌迷了？然後我們兩個就一起躺在病床上哈哈大笑。

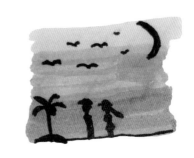

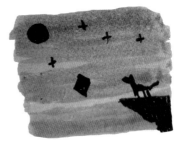

原來的平凡日常
有多不簡單？

Day 5 2020.3.11

今天,我們一直在病房裡,醫生說要化療還給住20週裡家真羡～!

化療要打針·吃藥

我不想光頭

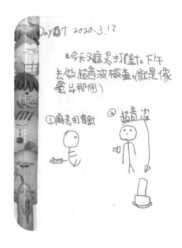

Day 7 2020.3.12

今天又麻吳打針。下午去做超音波檢查,(就是像震斗那個)

① 麻吳打針　② 超音波

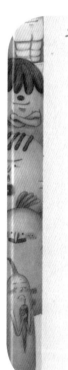

2020·3·14　Day 9

今天沈慢來看我,她送我壽土,下午媽媽回家,阿咪來陪我。我覺得好厭世哦～。

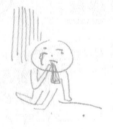

2020. 3.17
Day 12

今天早上打完通針後,就出院了!!!
出院後覺得,哇!好奇妙的感覺唷.

早上

出院
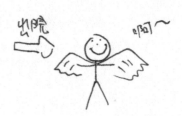
啊阿～

2020.3.15. Day 10

今是住院第10天,我好久沒
有走出這棟樓,看見太陽了.一天
比一天安心.到底有誰喜歡這樣<?

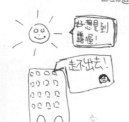

好想見到
靈喔!

走不出去!

2020.3.26

今天早上卦視蔡去上手針,醫生扎了
2次都失敗,第3次打右手,一下就出了,
但是超痛的!!約電腦休息完吃個飯
就出院了。回家感覺真好!

左手   右手

PART.2
4

不斷掉落的
頭髮

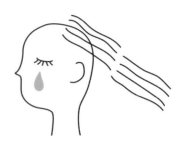

我們一直很害怕的那天，還是來了！

化療第 17 天，小露的頭髮開始一直掉，她說她不敢睡覺，怕每天醒來枕頭上都有好多頭髮。有時候我會趁她還沒醒來先把枕頭上的頭髮清理一下，讓她起床不至於太傷心，但是掉頭髮的速度實在太快了，連吃飯時飯桌上都一堆頭髮。

經過一直跟她溝通光頭並不醜、假髮很漂亮可以陪伴她後，小露終於下定決心要自己把頭髮剪掉，對惜髮如命的小露來說，這真的是一個很困難的決定，但我也支持她這麼做。

我知道她心裡很害怕也很傷心，但我必須一直給她強心針，讓她知道短髮、光頭在現在的科技進步下，想要一秒變成什麼髮型都沒問題！

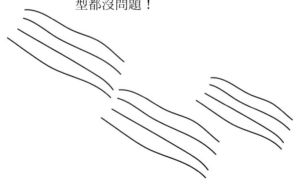

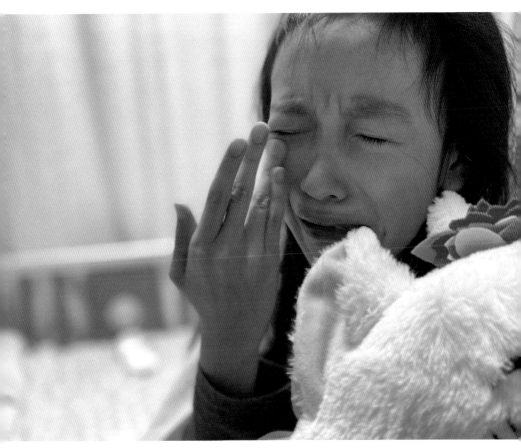

小露：「我都不敢睡覺，因為每次起來枕頭都有好多頭髮，我怕有天醒來就掉光了。」

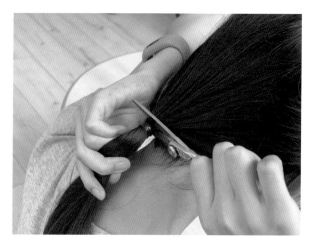

掉髮的速度真的太快，小露說：「我想自己剪掉。」

動刀的那天，我幫她綁到要剪掉的長度，由她自己拿剪刀剪掉自己的頭髮。我一邊安慰她，眼裡的眼淚和她一起掉，心很痛。她一直非常珍惜留了很久的長髮，沒想到因為生病必須全部剪掉，自己下手的那一刻，她的勇敢讓我佩服也心疼。我找了個漂亮的玻璃罐把她剪下的馬尾收藏起來，外罐標示著紀錄，我希望她未來看到會為自己感到驕傲。

親愛的小露，妳的決定真的很勇敢。

其實在此之前我還很天真的抱有一線希望，跟醫生確認過很多次，主治醫生說 80% 的人都會掉光，不死心的我又跟其他醫生確認，甚至營養師、個管師我全部都確認過一輪，每個人都說80% 的孩子接受化療後，頭髮幾乎都會在第 9 週左右掉光，確認過 N 次會掉光頭髮後，我開始上網看假髮資訊，也帶著小露一起看，看她喜歡什麼樣的髮型，一方面是轉移她注意力，二方面是讓她接受自己即將要掉光的頭髮。

小露住院時問過醫生：「為什麼這裡的孩子都不戴假髮？」醫生說因為太悶熱不舒服、戴不住，所以他們寧可光頭。不過沒關係，妳想要戴也可以、不戴也可以。

我最常跟小露分享的是，別人怎麼樣不見得妳也一定會這樣。就跟當初我生孩子一樣，我幾乎不看任何人的生產過程文章，也不爬文，因為我覺得每個人的過程都不會是一樣的，所以沒有必要去看一堆文章來嚇自己，果不其然，我的生產過程順利得不得了，而且一直玩到生，連醫生都感到不可思議。

上網做了很多假髮功課之後，我決定要幫小露買「醫療假髮」，因為是全手工縫製的內層，整頂很輕也很透氣。某次出院，帶

著小露去試戴，挑選她喜歡的髮型，小露一開始就鎖定了及腰的長髮，因為 11 年來她的頭髮一直都很少也留不長，及腰的髮型一直是她很想要的，剛好趁這次買假髮滿足她的願望。

她已經夠勇敢了，我覺得她喜歡、開心就好，畢竟要陪著她兩年，選假髮這件事是她這個月確診生病以來最開心的事情，整個月都在打針、吃藥、檢查，加上因為生病不得不把頭髮剪短，所以我當然支持她想要一頂及腰假髮的願望，雖然整理起來比較麻煩，但看著她頂著假髮走在路上開心的模樣，我也跟著她一起開心起來了。

後記

假髮這件事真的買得太早也衝動了！如醫生所說，很多孩子到了夏天還是戴不住假髮，後來乾脆都是用頭巾遮住光頭最實在，小露的狀況是只有工作拍照的時候會戴那頂當初精挑細選的假髮。

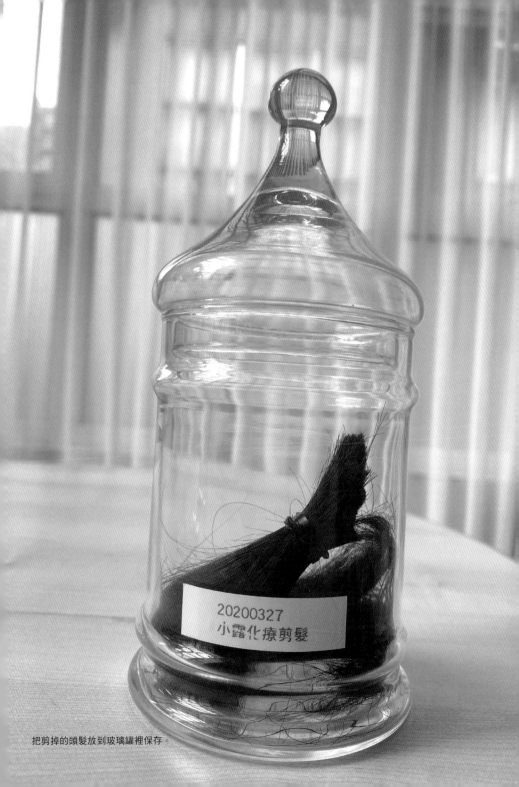

把剪掉的頭髮放到玻璃罐裡保存。

20200327
小露化療剪髮

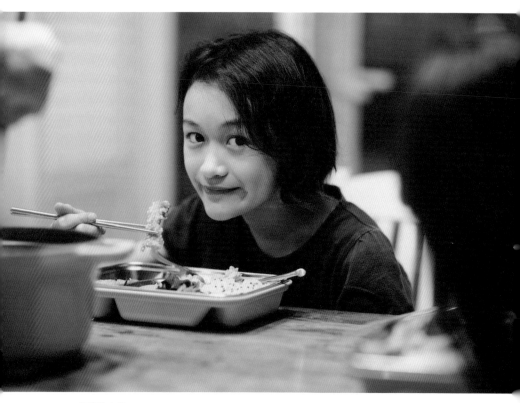

短髮的小露。

因為後來公開她生病的消息，加上大家不斷誇獎她光頭太美，她整個人自信爆表，光頭走在路上都覺得自己很時尚，就連服裝搭配要她戴假髮出門，她也立刻拒絕：「只有光頭配得上那套衣服。」

看來我真的是催眠她催眠得很徹底，後來那頂醫療假髮就只有工作的時候戴，因為她習慣光頭之後反而覺得有頭髮真的很不方便啊！相同狀況的病友們，建議也可以先在癌症協會租借免費的假髮喔。

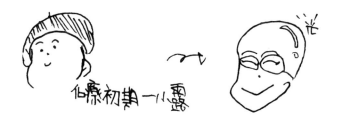

化療初期一小題

該來的總是會來，
還是要拿出勇氣面對。

PART.2
5

原來電視劇演的
都是真的

即使醫生說化療在第 9 週後頭髮會全部掉光，沒有一個人例外，
但我們還是抱著一絲絲的希望。

就在化療第 3 週，小露很明顯的感到落髮，起床後枕頭會有一
堆頭髮，洗頭、吹頭時地上也會有一堆，她很緊張，我告訴她
別擔心，未來要陪著妳的頭髮已經準備好了，妳不想讓人家看
見妳的頭髮，那我們就不要露出，不會有人知道的。

到了第 5 週，開始嚴重的落髮，而且速度非常快，小露隨便一
抓就是一大把，起床就看到一堆頭髮掉在枕頭，連衣服後面也
全都是頭髮，以前我都覺得電視劇演的很誇張，但自己遇到才
發現這一切都是真的。

看到自己的頭髮這樣掉沒有人不心痛的，當然也包括哭了一百

剃光頭髮後，有一陣子小露自己也很難接受自己沒有頭髮。

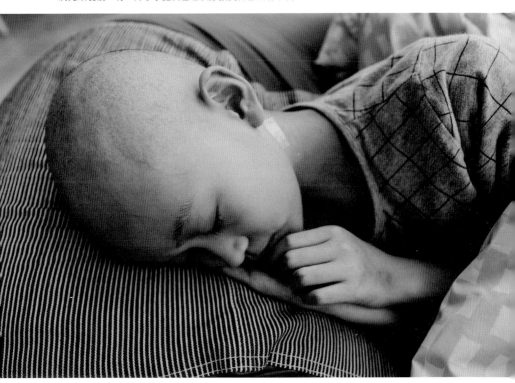

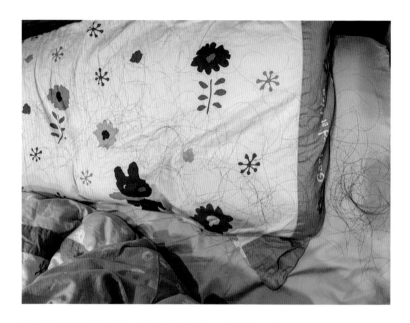

看了我心也疼，更何況是 11 歲的小露面臨到每天起床枕頭、床上都是滿滿的頭髮。

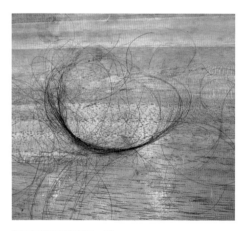

無時無刻走到哪都是一堆。

萬次的小露，即使要陪著她的假髮已經買好了，可是看著頭髮不斷落下還是很難過，我告訴她：「我們把落下來的頭髮搓成一顆球，每天一顆球，蒐集起來一定超可愛。」

突然之間，可怕的事情變成可愛的事情。

我真心為我在危機時刻的幽默感到驕傲，決定要面對了就會正向往前，把所有悲傷的事情變成有趣的。小露看到可愛的頭髮球也覺得很有趣，之後掉下來的頭髮都會主動蒐集給我，讓我可以揉成一顆球，小梨也加入搓球的行列，因為頭髮掉得太快，我常笑著和小露開玩笑：「我和小梨很像工廠女工，妳負責生產原料，我們兩個負責做成成品，要是可以賣錢，我們應該發財了！」

玩笑背後其實藏著心疼，看她這樣掉髮我很害怕也很惶恐，心裡面每天都很緊張，沒想到小露的頭髮在 2 天內光速的掉成地中海禿。

小露親手剪短頭髮後大約 2 週不到，頭頂上的頭皮就已清晰可見，她每次照鏡子也很害怕，那一大把一大把掉落的頭髮，就

像是有人在一旁撒髮絲一樣的誇張，後來她忍不住自己要求要把頭髮剃光，因為每次看到頭髮沾在枕頭和衣服上就會很難過，她調侃自己：「我的頭髮跟櫻花瓣一樣一直掉落，要是我是一棵櫻花樹，那腳底下就可以野餐了。」

果然是我的孩子，這種遇到挫折還能保有幽默的態度，也被我潛移默化感染了。

「最美的時候剃掉總比掉到很稀疏才剃，既然都會掉光，那我們就提前接受。」小露大笑說：「我覺得妳真的是個很另類的媽媽，哪有人叫小孩先剃光？」

既然沒有人能逃過掉髮，加上 25 跟我又是一對瘋狂愛拍照記錄的爸媽，避免留下醜照片，我們還是在最美的時候做最勇敢的事，以後回顧這些治療期的照片，才不會有髮量稀疏的過渡期。雖然是小露自己決定剃髮的，但看到理髮師剃刀下手的時候還是掩不住難過，我也很難過，一直忍著眼淚不要掉下來，如果跟她一起哭，場面可能會太失控，只好講些其他事情讓小露轉移注意力。我突然想起：「我有個朋友除腋毛，因為剃光結果沒兩天就長出來，而且又黑又多，我想妳頭髮之後重新長

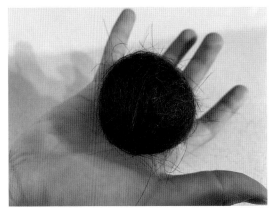

我們蒐集的頭髮球。

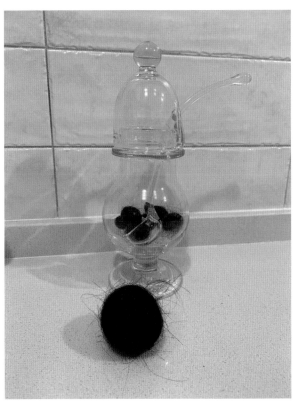

我跟小梨把掉下來的
頭髮用手搓成球,再
用罐子裝好,看起來
可愛多了。

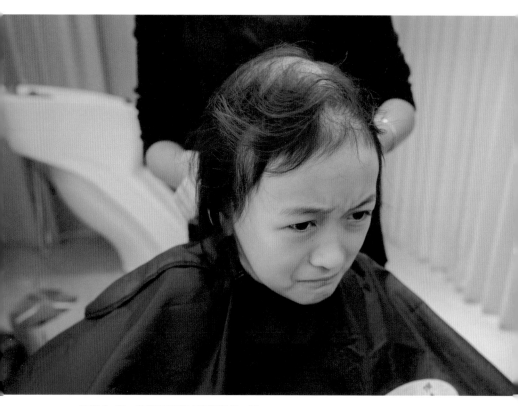

臉皺成一團，還好笑話解除了這難過的一刻。

出來，應該也會又黑又多令人羨慕。」她聽了一直笑，覺得很不可思議。在笑聲中，頭髮很快就被剃光了。

光頭回家的第一晚，小露想要一個人在浴室泡澡，不想被打擾，我聽見浴室傳來她的大哭聲，她在裡面哭、我在外面哭，其實真的很難受，我知道她的勇敢背後藏著小女孩的脆弱，但是我沒有勇氣安慰她，因為我講笑話的背面也藏著心碎的母親，我的心也好痛。

她出來之後，我們都當沒事，小露跟我一起躺在沙發上：「我最近真的很不開心、常常傷心，就連頭髮都剃光了，還好妳找很多事情讓我做，不然我的人生只剩下吃藥跟打針。」

孩子，人生還很長好嗎！

兩年真的只是妳的一小小小小部分，生病了很辛苦，但大家都陪著妳一起心痛和辛苦，妳跟別人沒有不同，唯一的不同只是不能去上學、抵抗力比較低，但是妳要好好的過著跟大家一樣的生活。

現在看到小露哭我已經不會跟著哭了，雖然心裡還是難過，但日子總要過下去。我已經可以用比較輕鬆的方式開導她，讓她知道既然無法改變治療，那就改變自己的心態。我知道她現在很難接受，但還是要常常告訴她，就當催眠也好。

兩年的治療期真的很長，尤其前半年要不斷住院，我用倒數的方式鼓勵小露，希望她可以覺得自己很棒，最辛苦的療程已經過了 1/3，接下來一定會越來越快，一轉眼我們就不用再常常住院。

我發現催眠她這招真的很有效，每天告訴她治療就要結束了、要過了，好像就也沒有這麼辛苦。

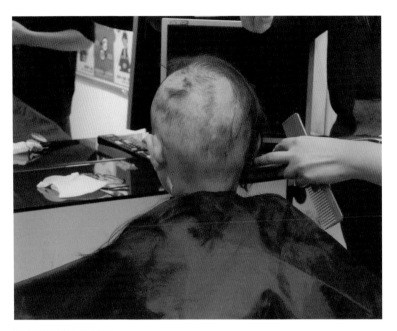

剃光頭要有多大的勇氣？

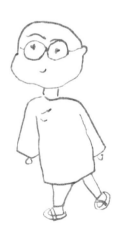

不得不面對時，
就正向往前走吧！

PART.2
6　小梨藏在心裡的秘密

我相信我是個勇敢的人，也一直把孩子們導向勇敢的道路。小露生病是很突然發生的，一瞬間，我們曾經以為會永遠順遂的世界就這樣崩解了。一直嚴格控制飲食與作息，理所當然就會健康的長大吧，為什麼不是這樣呢？想想這世界真的很不公平，但又能抱怨誰？遇到了只能告訴自己和家人勇敢面對。小梨在這整件突然發生的事情裡，算是最狀況外的，她不能理解：

為什麼姐姐生病要住醫院？

為什麼爸爸媽媽要輪流去陪她？

為什麼大家都要照顧她？

為什麼她的頭髮掉了？

為什麼要剃光頭？

為什麼很多地方因為她不能去？

為什麼她不能開垃圾桶？

為什麼她吃的東西跟以前沒有不一樣，餐具卻要另外消毒？

為什麼？為什麼？為什麼？

忿忿不平小露為什麼不用上學、不用自己丟垃圾……

記得小露確診後，我跟小梨說：「姐姐生病了。」

她緊張的問我：「會傳染嗎？」

那時候我笑出來了，因為我覺得她很可愛，在 8 歲的年紀可能直覺認為「生病＝傳染」，但她也開始一天到晚認為我跟 25 都比較愛小露，怕她感冒、怕她受傷，跟小梨解釋過姐姐因為生病治療，血球數量很低的狀況下很容易感染，所以必須要格外的小心，她依然把所有的情結導向我們比較愛姐姐。

有天送她上學，在車上她翹著嘴巴跟我說：「爸爸有一次在車上跟大家說，天氣變冷要注意保暖不要感冒，我以為他終於想到關心我，沒想到他後面一句說：『如果我們感冒，會傳染給小露，這樣就不好了！』原來他還是想到姐姐。」

又有次，嘴巴翹得高高的說：「爸爸比較愛姐姐，每次做錯事情的都說是我，姐姐都沒錯。」

小梨每天一直跳針細數 25 這些日子來的緊張，似乎姐姐是小

王子的玫瑰花，被用玻璃罩罩起來捧在手心。我跟她解釋了很久，她還是無法理解 25 擔憂的心，所以我跟 25 討論了小梨的情緒，那陣子就由我負責去醫院陪小露，讓 25 留在家裡和小梨培養感情，情況總算慢慢好轉。

小露治療到第 9 週的時候，頭髮掉得很快，開始發現枕頭上有掉落的頭髮時，我跟小梨都會把頭髮蒐集起來搓成頭髮球，但後來真的掉得太快，連吃飯時餐桌旁邊都會掉一堆。後來小露選擇一次把它剃光，這樣也比較不會一直掉。剃光頭的那幾天，粗神經的我根本沒發現有什麼異狀，直到小露有天問我：「小梨好像很害怕我的光頭，只要我把帽子拿掉她就會跑開。」

當下我還要小露不要想太多，因為光頭沒什麼大不了啊，小梨可能只是需要一點時間適應而已。但回想起來，小露光頭的這幾天，小梨的確有些時候顯得很奇怪，串起來後發現，好像就如小露說的，她很害怕小露沒有頭髮的樣子。

本來小露、小梨都是一起睡覺，小露剃光頭的那個晚上，小梨說：「我好熱，想要睡地上。」當時天氣的確漸漸熱了，我也不覺得太奇怪，那晚她就把棉被枕頭搬到地上，自己睡在地板

上。隔天問她要不要上床一起睡？「不用，我覺得地板很大，睡覺很舒服，所以想要睡在地板上。」

或是吃飯的時候，小露把帽子拿下來，小梨就會轉頭說：「我去上廁所。」這廁所一上就是半小時，等小露離開餐桌，她才會回來繼續吃飯。

有天晚上，我跟小梨獨處的時候，我拉著她的手問她：「妳是不是會害怕姐姐的光頭？」

她一開始說：「沒有，我沒有害怕。」但是她飄忽的眼神又撇過頭，讓我覺得需要好好的跟她溝通。我拉著她的手告訴她：「姐姐只是因為在治療，暫時沒有頭髮，我知道大家都需要一點時間適應。」然後她就崩潰大哭：「我不是故意要怕的，我是真的很怕，我不敢看。」

我抱著她，和她一起掉眼淚：「沒有關係，沒有人怪妳，姐姐也知道妳會怕，所以她都儘量戴著帽子，可是有時候天氣太熱，她真的很想要舒服一點，我們是一家人，不管外表變成什麼樣子，我們都還是一家人，我沒有要妳馬上接受，但是妳要慢慢

學著接受，因為姐姐這樣可能會持續很久。」

原來真的如小露所說，小梨很害怕她的光頭，與其說害怕不如說是心疼，原本就珍惜頭髮的姐姐，突然間頭髮全部都不見了，她不知道怎麼面對、也不知道怎麼安慰，那種恐懼又心疼的心情對 8 歲的她來說太難，她體貼的不敢表現出來，深怕傷害到小露。

還好小露細心看出來，不然我可能一直沒發現小梨心裡的秘密。後來，小露有天問小梨，要不要摸摸她的光頭，她說摸起來毛茸茸的，有點像是大顆奇異果，也在睡前用光頭磨蹭小梨的臉。那天之後，小梨就再也沒怕過光頭姐姐。

在照顧小露的同時，也要兼顧小梨的心情，當大家都把焦點放在生病的孩子上，另一個孩子其實也很容易受傷。這也是一個以上孩子的家庭，當其中一個孩子遇到狀況時，都會面臨的難題吧。

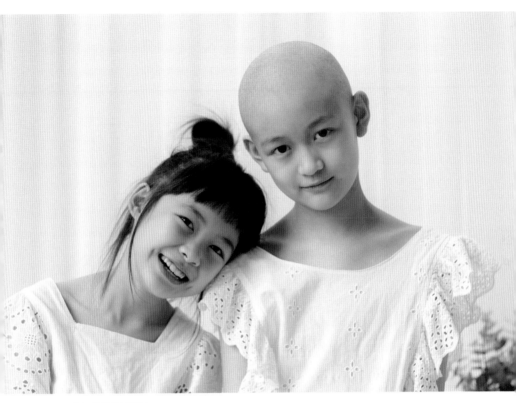

相互陪伴的兩姐妹。

給姐姐的信：

她生氣的時後大家都寫卡片給她，都沒有人寫卡片給我，大家都對她怎麼好，不會對她、她也罵的很兇，一直叫我去幫她做事，怎麼說幫她不在她前面的書怎麼……。

照顧小露的同時，也要兼顧小梨的心情，年紀小小的她其實也有很多自己的感受。

即使前方路難行，
只要有愛就能克服一切。

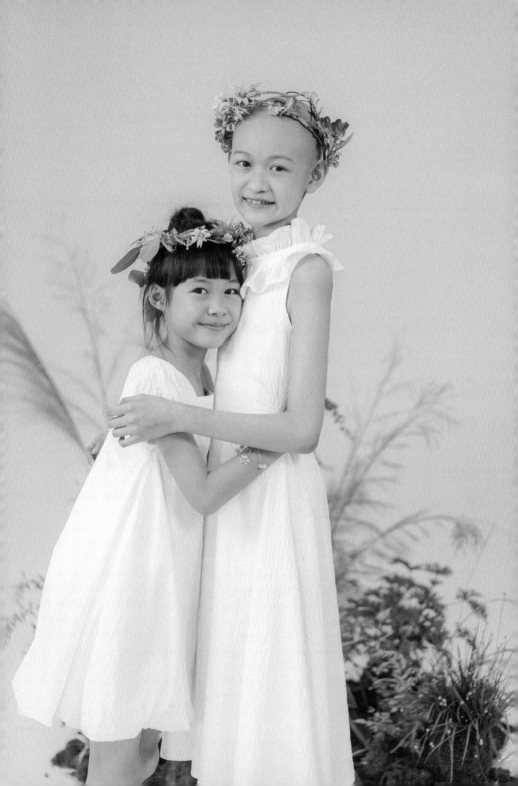

小露：
一樣難受的妹妹

自從我剃了光頭，
小梨都不敢看我。

剃完頭的那天下午，我們到學校接小梨放學，在車上我和她講話她都不理我，也不看我。後來我發現，就連在家吃飯時，她也會說：「我去一下廁所。」然後就一直到我吃飽上樓，才出來吃她那些冷掉的飯菜。

晚上我喜歡泡泡澡放鬆一下，結果浴室外頭傳來：
「媽媽，我想刷牙。」
媽媽：「那就去刷。」

小梨說：「我不敢進去，因為姐姐在裡面。」

過了一會兒，我就看見她戴著眼罩走進來，瞎摸著拿走牙膏、牙刷到廚房刷牙，其實我心裡很受傷，因為我也不喜歡我的光頭，為什麼連妹妹也要這樣討厭我的光頭？

睡前，我想講小梨最喜歡的「奈奈故事」給她聽，這個故事是在講一個魔法世界的奇幻故事，是在兩三年前我們在德國旅行時編的，她也不想聽。

這種現象大概持續了兩個禮拜，我一直在想辦法怎麼讓她接受我的光頭，有天晚上睡覺，我開始用頭頂的小細毛摩擦她的腳和臉，她覺得很癢、很好笑，笑了出來，我也請她摸摸看，後來才慢慢接受我光頭的樣子。

公開自己的病情

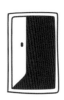

其實坦承生病這件事真的很難！

孩子罹癌，我自己也說不出口，甚至排斥講到病名，有天小露問：「媽媽，我得到的是癌症嗎？」我的眼淚一直掉，我不想承認也不想說出口，她卻可以這麼直白的問我，她才剛過完 11 歲生日。

但是問到她是否要讓同學知道？她又極力反對，她不想讓同學覺得她好可憐，要一直打針、吃藥，我也尊重小露的決定，所以當時除了學校老師之外，幾乎沒有人知道，小露幾個比較要好的同學知道她要請假很久，甚至以為她轉學了，但沒有人知道真正的原因。

當時我自己也沒有辦法跟周遭的人說小露罹癌這件事，包括我的家人都是在一個半月後才知道，因為我沒有勇氣承認也沒有

力氣解釋，我怕我的眼淚多過想表達的話，我想暫時就先這樣吧！有的時候不知道也是一種幸福，知道了就會想要為我們做些什麼或是說些什麼，但在這個時候，任何關心都會是一種壓力與負擔。

還記得醫生宣布兩年小露不能上學時，我必須要跟學校研擬接下來的學習計畫，老師有天找我到學校開會，我一直以為可以好好跟主任表達我們的計畫，但是那天我哭到幾乎沒辦法說話，事後才寫訊息給小露的導師，請她幫忙轉達小露想要學習的強烈欲望。

在當時那個氛圍裡，連對陌生人我都沒辦法好好說話了，更何況是面對周遭朋友的關心，所以我們選擇把事情藏起來不說，當時除了我妹妹之外，沒有人發現我們有不一樣的地方。

有讀者說：「小露最近胖了。」「小露頭髮長長了。」

化療的前三個月，她幾乎每天都要吃十幾顆藥，包括大量的類固醇。臉變圓是因為類固醇的副作用，看著讀者說她變胖，或說為什麼要讓她戴假髮很不自然，我都只能選擇跳過不放在心

上，同時也提醒自己言行要謹慎，看到某個人突然的改變，很有可能他正在經歷不一樣的轉變，默默的陪伴而不去戳破或是多問，這在生病的家屬或當事人來說，是非常重要的一個環節。

頭髮開始掉落、剃光後，小露才真正面對自己生病的事實，當她第一次戴著及腰的假髮上街時，我們在路上遇到讀者要求合照，結果讀者卻完全不認得她，只和我拍照後就離開了，小露有點失落的說：「妳可以快點公開我生病的事情嗎？不然大家都認不得我了。而且我覺得我現在很好，也希望可以鼓勵很多生病的人，其實生病不可怕，可怕的是你沒辦法面對自己的疾病。」

看到她這樣愛自己、接受自己的模樣，我知道她接受了。

在第一階段將近 4 個月最辛苦的治療結束後，我也可以用比較輕鬆的方式談論她的治療過程和疾病的發生，我把即將公開病情的影片先讓她確認過，是她想要的公開方式。

那晚我的手機訊息多到沒辦法回，朋友的擔心，還有很多也正在接受疾病治療的讀者⋯⋯那整個星期我收到很多私訊，很多

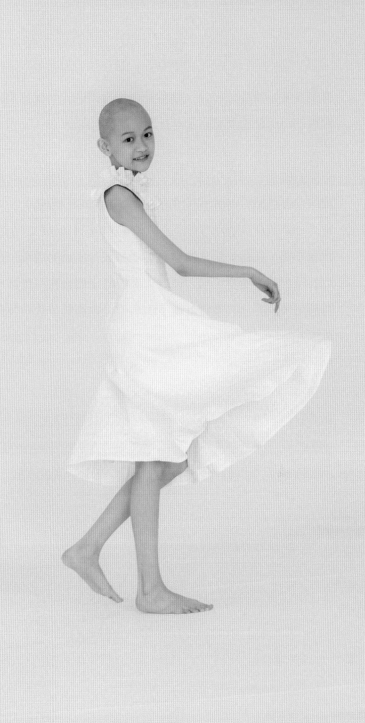

都是正在治療中的孩子、飽受憂鬱症困擾的人、罹癌照顧者、剛得知自己罹癌消息的人，有太多這樣的訊息。

但開心的是，都說小露的影片鼓勵了他們，生病是沒有辦法選擇的，但是卻可以用不同的方式度過難熬的治療期。

謝謝小露，在這一路讓我看見她面對艱苦治療的勇敢，每次住院前她會哭、她會害怕，但是住進去的每個過程，她都可以努力消化，或許我的樂觀幫助了她，但是她卻給了我更多面對的勇氣。

我是小露，
我有話想告訴大家。

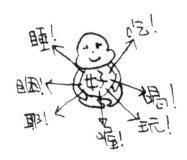

我們不能選擇疾病，
但可以選擇用輕鬆的方式
度過這段難熬的日子。

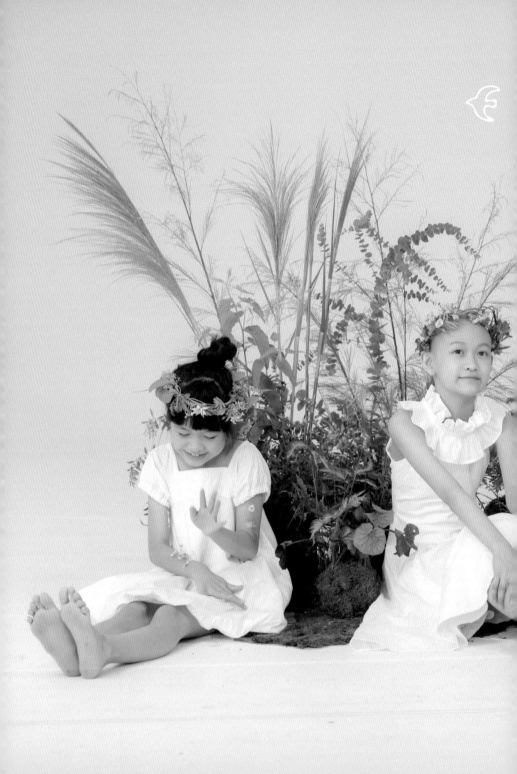

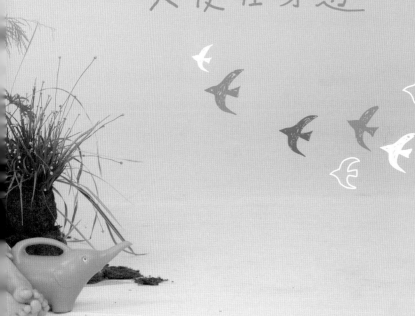

Part.3
天使在身邊

我們一人
負責照顧一個

小梨是個心思很細膩的孩子，放學後我們一起去超市買肉回家煮湯，準備帶到醫院給小露吃，她知道我不太開心，可能她出生以來第一次看我這樣低氣壓，不管我跟她說什麼她都只回答「好」，吃飽飯就安靜的幫忙收碗、寫作業。

當我洗澡的時候，小梨會不斷的跑來浴室講笑話給我聽，後來我才發現她用智慧音箱聽笑話，然後再跑到我面前表演給我看，我想她知道我難過，想逗我笑才一直聽笑話再講給我聽，講完會率先哈哈大笑，然後用天真的臉對著我，只要我笑了她就會更開心的笑。那段時間，我聽了很多冷笑話和腦筋急轉彎。

小露住院的期間，我跟 25 必須輪流去醫院，我在家的時候就會多準備幾天的菜，讓 25 和小梨可以回家吃飯，通常都是一早起來做，然後在送小梨出門上學前，教她什麼菜要怎麼熱，還好

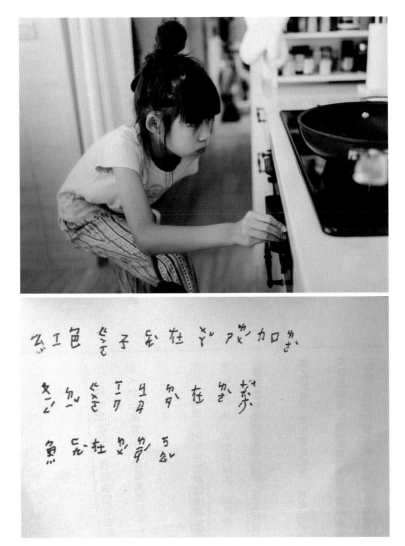

小梨六點準備出門上學前，寫下我告訴她晚上要回來加熱的方式。

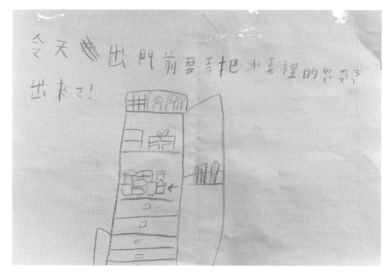

提醒我冰箱裡的菜要記得帶出門。

從小她就有進廚房的習慣，所以熱菜對她來說不是太難，真是養兵千日用於一時。因為 25 只要難過或是壓力太大就會吃不下東西，所以我請小梨一定要幫我照顧爸爸，想辦法讓他吃食物，這樣我在醫院才能專心照顧姐姐。

早上六點準備出門上學前，我看著她拿紙筆把我說的熱菜方式記下來，貼在瓦斯爐旁邊。

和 25 換班的那天，晚上 25 傳來了小梨的背影，因為身高不夠所以她墊了椅子正在熱菜，旁邊還放了早上交代她的事項，看著小梨的背影不禁鼻酸，8 歲的她知道，我們要一人照顧一個，這樣全家人才能很快又在一起吃飯。

勇敢的小露，我好希望這一切都不是真的。

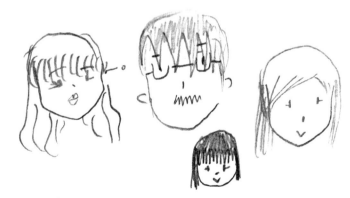

家人，
就是靠互相幫忙凝聚的。

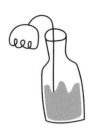

PART.3
2 我家的教條魔人，
15 年來的婚姻危機

我是船到橋頭自然直，25 是船還沒開就想著沉船，這樣的個性在平時真的是很互補，所以我們很難吵架。我天生樂觀，他天生悲觀，都結婚 15 年了，對於彼此的個性也都很了解，但小露生病卻讓我們對彼此的個性有了重新審視的機會。

化療的過程中，小露的抵抗力會變得非常低，她的白血球數值最低曾經降到 100 （一般正常值是 6000 ～ 11000），有時紅血球太低必須中斷治療，先輸血才能繼續，也有數值太低需要帶針劑回家打的情況。在兒癌爸媽衛教的時候，除了飲食之外，生活中也有很多需要避免接觸的，像是蓮蓬頭出水孔都要定期清潔，怕生水在洗澡時會從眼耳口鼻跑進去體內，因為治療的孩子粘膜隨時都會破，一不小心感染可能就會發燒，引發其他併發症，還有像是植物、花草、泥土也完全不能碰。

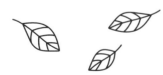

這對於從小在自然環境長大的小露來說，真的很困難，不能上學已經夠悶了，還有很多愛吃的食物不能吃、想玩的活動也一律被禁止，而且 25 是非常遵照衛教手冊執行的魔人，只要是衛教裡提到、醫生交代的，他都會一絲不苟、不允許通融的遵循，完全就是好學生典範。

如果 25 是好學生典範，我就是那個完全不管教條的學生，即使醫生說小露兩年不能去上學，我還是常常異想天開的問：「是不是化療告一段落就能去上學？」「還是血球穩定就能去學校？」我跟 25 說：「把事情敘述完整、把規則訂得嚴格，都是醫生做的最壞打算，但其實按照每個人治療的狀況不同，標準也有可能放寬。」25 可能覺得我腦洞大開，怎麼會有這種想法，竟然質疑醫生的規定，醫生一定是做出對病人最好的計畫，我們照做就是，不要一天到晚想要找出打破規矩的方法。

我希望小露在家休息的期間，還是可以保持一樣的運動量，所以每天起床都希望她可以運動 30 分鐘，維持身體的循環。我深信運動是可以讓情緒、身體都變好的最重要環節，但是 25 認為應該要多休息才能修復身體細胞。那天早上，小露起床先運動了 10 分鐘，然後開始頭暈不舒服，於是癱在懶骨頭上休

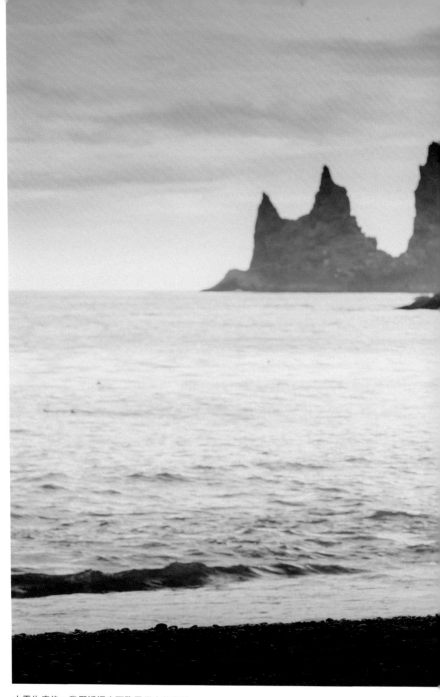

小露生病後，我們婚姻也面臨了很大的考驗。

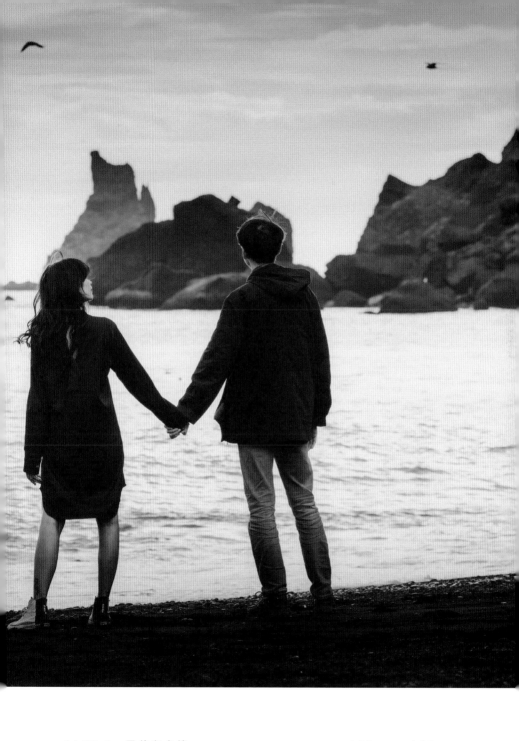

息，25 知道就爆炸了，他覺得是我逼迫小露每天運動，她不敢拒絕，才導致身體不舒服。

這句話讓我不爽到大哭，從小露生病以來，25 的神經質已經嚴重影響到我們的日常生活，再加上家人的責怪，認為是我工作太忙沒有照顧好小孩才會生病。小露治療這幾個月來，我的眼淚都是為了不捨她的折磨、心疼而掉，從沒有因為自責或是辛苦的往來醫院而哭。但是當家人不能理解我，身邊的人又這麼神經質，常常不相信我說的話或是質疑我的作法，幾個月來的壓力瞬間就崩潰了！

我決定都不管了！反正我怎麼做都不如醫生的一句話來得有效。不管小露想要吃什麼、做什麼，我都會請她去問「教官」25，避免我不爽，也為了家庭和諧，所以我不想再做決定，小露以後就歸 25 處理，我實在不想再因為這些小事情跟 25 鬧得不愉快。

25 整天緊張兮兮的個性，也直接影響了小露，只要一不對勁，小露就會緊張的眼淚直掉，小梨也感受到極大的壓力，為什麼只要跟姐姐有關的事情，爸爸就會異常暴怒。那陣子，我們都

生活在 25 的壓力裡，我跟他說放輕鬆，不要把所有還沒發生的事情都想得這麼嚴重，讓大家生活在無形的壓力下，但他認為是我太鬆，鬆到根本沒把醫生的話放在心上。

他最常用來堵住我嘴的話是：
「醫生說……」
「妳又不是醫生……」

對！所以我退讓，讓他決定小露可以做什麼、吃什麼，那就可以繼續和平共處。

有次住院期間，主治醫生來查房，我跟他聊到了爸爸很謹慎又很緊張的個性，開玩笑的說我們家住在山上，都已經自我隔離了，但爸爸還是不准她去院子散步，一步都不能踏出去，搞得小露也異常緊張，好像腳一跨到院子就必須要送急診，醫生笑著說這樣的確有點嚴重，平時還是要出去走走透氣，只要注意安全就可以了。

那次出院後的回診，在我們要離開診間前，醫生叫住了 25：「爸爸，我有個請求，」25 緊張的回頭，彎下腰把耳朵靠近醫生，

就怕漏掉醫生的一字一句。

醫生：「有機會的話，還是要讓孩子到戶外走走、透氣，這對她的治療狀況是有幫助的。」

我跟小露對看了一眼，覺得醫生好上道，竟然記住了我們聊天的話，心裡大呼：「醫生真的是解禁救星！」

那天回家後，25 催促小露：「快去院子散步，醫生說要多走走對妳才有幫助。」

當下我真的白眼翻到後腦勺，我說了多少次要讓小露出去院子走走，結果被念到臭頭說我破壞規矩。醫生不過短短幾句話，回家 25 就完全照做，只怪我當初不夠努力沒辦法當醫生，但是照 25 這樣的個性，可能我當了某一科醫生，他也會用「不是兒童血液腫瘤專科」來反駁我吧。

既然抓到了讓 25 放下教條魔人的那把鑰匙，之後我的有所求、小露的願望，全都透過醫生來巡房時透露給醫生知道，請醫生幫忙轉達給爸爸，透過醫生講出來全都可以立刻實現，再也不

會家庭失和。

小露:「媽媽,妳真的太聰明了。」「我們日子要小心過,但是不要把日子緊張過,因為把家庭氣氛搞得緊張ㄅㄅ,所有人都不會開心。」

既然共同目標是「小露康復」,而不是在康復的過程中不斷為了小事失和,那麼只要目標一致,過程是怎麼達到也就不是太重要了。

後記

醫生後來笑著對我說:「原來我變成妳的傳話筒。」殊不知這傳話筒對當下的我們來說,是婚姻很重要的膠合劑啊!

繞道表達進而完成目標,
未嘗不可。

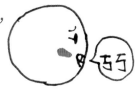

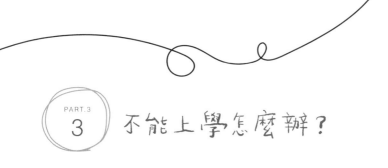

我每天起床都好希望這是一場夢，小露沒有生病、沒有住院，
但每天醒來都在醫院。

既然已經確定兩年內無法回學校上課，在小露確診的隔天，我
就已經開始在想她的學習計畫，這是我唯一可以幫助小露的方
法，也讓她這兩年的時間裡不會只剩下住院、吃藥、打針。有
了學習的目標跟進度，即使住院期間也能把日子過得比較充
實，在精神及身體狀況許可下，讓她可以跟學校課程銜接得上，
這樣到時候回學校程度才不會差得太遠。

小露罹患的是重大疾病，在治療期間內血球數量會變得很低，
到人多的地方很容易會被感染，所以醫生建議這兩年都要在家
學習。

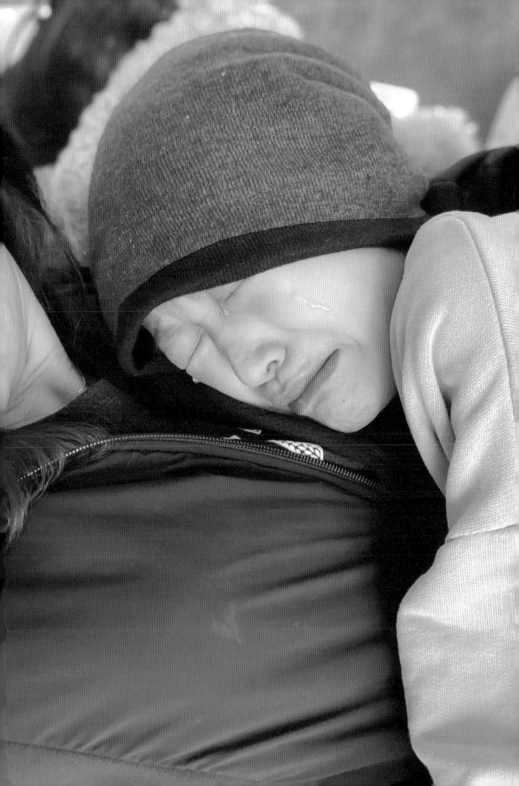

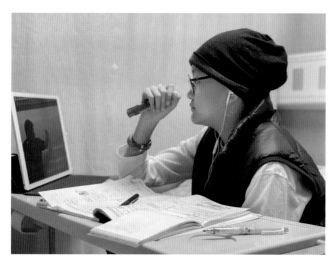

住院也努力學習。

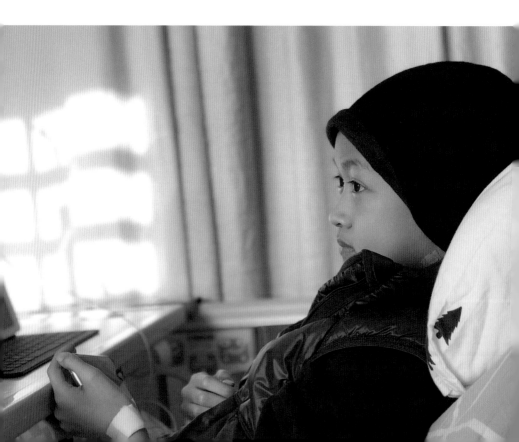

但畢竟當事人是小露，必須也要她願意才能將計畫落實，我和她討論過幾種作法，像是休學這兩年就好好休息不學習，但是之後回學校就得面對同學都比她小兩三歲的情況，等於人生步調要往回調整兩年，她拒絕了！

或是我們按照正常步調學習，我能幫助她的就是找資源，但是她自己也必須努力把進度接上，在非常不舒服的狀態之下我們可以休息，但其餘時間我們就要比別人更努力，這樣才能隨時做好回學校的準備。

小露接受了我的提議，所以我們開始著手這兩年的學習計畫，這期間她也會因為治療和住院而崩潰，但是我告訴她，這兩年時間比同學多很多，沒辦法去學校或許可以讓自己擁有更多學習的彈性與時間，也可以學習不同的領域，我知道她很難接受這突發的一切，畢竟她才 11 歲，人生所有事情都突然被禁止被停止，是誰都會難以接受。

住院期間有社工告訴我們，政府針對長期住院的孩子提供了就學資源，可以跟教育部申請老師到家上課，這真的是一個好消息。不過原本以為老師一週可以來兩、三天，可是實際了解之

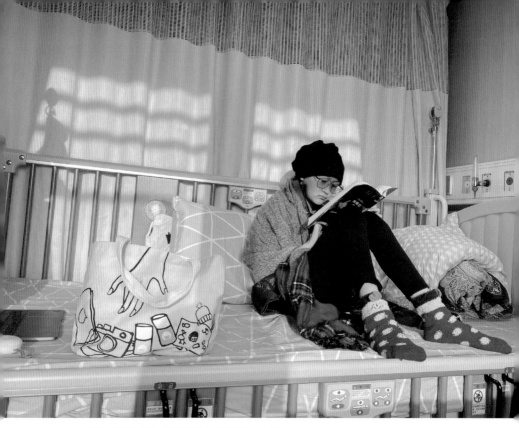

最喜歡窗邊的位置，陽光灑落時真的很像來度假。

　　後，老師只是到家裡視察孩子的學習進度有沒有跟上，其他時間還是要靠自己學習，尤其我們家在遠得不得了的村子裡，老師可能一週只會來一次。後來我們只好轉向請求學校老師協助，我在學校和主任及老師的教學會議上，提出了小露的學習計畫，原先希望老師上課時開視訊，讓小露在家裡也可以跟在學校一樣學習，讓她不要覺得自己生病了什麼都不能做，還是可以跟

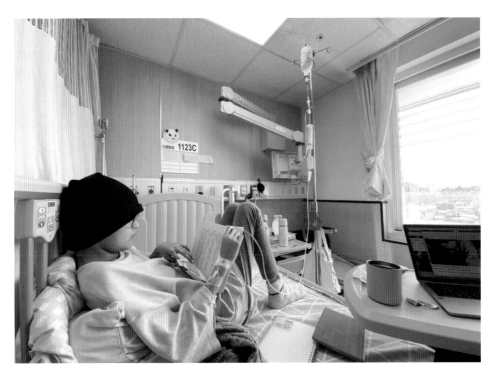

小露看書、我工作，兩個人可以很愜意的度過整個下午。

同學一起上課，不過後來考量到其他同學所以放棄了這個想法。小露的班級導師很幫忙，她請其他五科老師每週幫忙拍一支教學影片上傳 googleclassroom，讓小露在住院期間可以看影片把當週進度補齊。

當然老師也不是專業拍攝者，大多一隻手拿手機、一隻手比著

課本的重點然後還要講話錄影，常常上傳的影片都是歪的或是晃動得很厲害，但是老師的愛我們都收到了，很感動也覺得老師們實在太可愛了。

初期小露就是靠這樣的方式繼續學習，我請老師也照樣發作業給她，請小梨當小飛鴿，幫姐姐和老師傳送作業。

很慶幸我們遇到很好的老師，願意這樣幫忙小露銜接進度，小露從來沒這麼期待收到老師改回來的作業，雖然她還是很討厭交作業，但這好像變成她跟學校唯一的聯繫點。

每次上針她都會優先選擇左手，這樣右手還可以寫字，常常手上插著點滴寫的字歪七扭八，但還是努力寫，老師和同學也都會做課堂筆記給她，看著那一張張手寫的筆記和鼓勵的字句，我的視線又模糊了。

除了學校老師每週五支的教學影片之外，我還另外請數學系和中文系的朋友當小露的家教，小露數學弱，很多時候數學邏輯一直轉不過來，我也沒辦法教她。

所以請我數學系的朋友一週幫她上課 2 ～ 3 次，我的朋友是被
數學老師耽誤的綜藝咖，常常逗得在醫院的小露哈哈大笑，明
明在上數學課，看起來卻很像在看綜藝節目，但小露的數學進
步了，邏輯懂了，突然跨過那個轉不過來的門檻，連學校老師
都覺得她進步許多。

國語我也是請中文系的朋友一週幫她上 2 次課，比較特別的是，
小露學校每年都會有選讀書，選讀書的內容會比課本難，讓孩
子可以思考和提問。

小露很喜歡閱讀，她看的書很多，當初我問她中文想學的是什
麼？她說想要加強修辭。和朋友討論後，因為小露閱讀的書籍
夠多、夠廣，我們就不照課本上，中文領域很深，可以用旅遊、
世界觀、歷史、地理等等包進來，有時候還可以用讀書會的方
式激發討論與思考。

當時小露很喜歡閱讀一本和樹對話的書籍，朋友就用這本書延
伸學習，也會針對小露喜歡的文章，再找些相關的文章和作者
來補充加強。

至於英文課，小露的文法一直很弱，趁兩年無法上學全部砍掉重練，文法、發音全部都重新來過，慢慢的把之前上課沒做好的再來過一次，老師是住在愛爾蘭的臺灣女生，很常會說一些趣事再結合文法。

我請老師幫忙小露，看是不是可以讓她在一年後參加全民英檢檢定，我希望小露肯定自己，相信自己是可以做得到的，而且只要是她想做的，我永遠都會站在她的身後當她最大的依靠。

因為小露常常要住院，所以都是視訊上課，只要有時間，小露不管在家還是在醫院，都可以跟著老師學習，而且因為沒有按照學校的課本走，她的學習反而更廣泛更多彈性。

我記得有天她看了網路新聞，說生物學家正在把絕種的動物透過基因重新配對讓牠們活起來，於是問我：「妳有認識生物學家嗎？我想跟他討論這件事的可能性。」

或許上天為她關了一扇門，卻也幫她開了很多窗，如果因為生病治療就放棄學習，半年後她可能只剩下藥劑和針劑，但是小露撐過了那段住院、治療和學習一起並行的日子，她常說：「媽

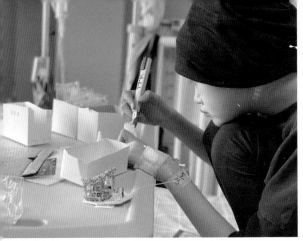

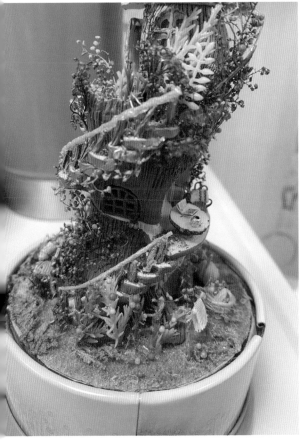

很愛手作的小露，每次住院
7天就完成一個音樂盒，當
做是住院紀念。

媽，謝謝妳找了很多事情給我做，讓我過得不像生病的人。」

其實我覺得她最該感謝的是她自己，在住院期間大家都只想休息、滑手機、看電視的時候，她還是願意花時間上課、寫作業，這些都是她自己努力的成果。

小露生病讓我感到自己的微不足道和渺小，世界不會因為妳生病而停下來，只能繼續往前走，才不會讓世界忘了妳。

線上教育資源推薦：

· 均一教育平臺
· PaGamO
· 臺北酷課雲
· LearnMode 學習吧
· Cool English 酷英網
· 愛學網

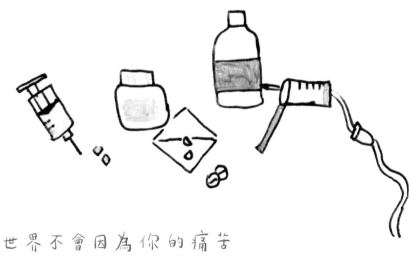

世界不會因為你的痛苦
而停止轉動，只能繼續往前走，
才不會讓世界忘了你。

小露：
我沒有放棄學習

我開始治療後，
並沒有休學，

而是在醫院裡用 ipad 上網學習，
因為我想要和朋友
一起畢業上女中。

我上的課程主要是國語、英文、社會，
媽媽幫我找到了很多好老師，

她真的很厲害，
因為我的國語老師和數學老師
都是媽媽的朋友。

學校的老師們人也很好，
他們每個禮拜一都會上傳
每科當週進度的影片給我看，

每一支影片都是老師拿著手機
對著課本或電腦錄的，

有時候手機錄反了都不知道，
老師們真的很認真也很可愛。

謝謝各位老師們。

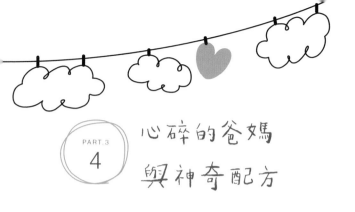

PART.3
4

心碎的爸媽
與神奇配方

下午，隔壁床的孩子剛入住，媽媽還在電話那頭交代爸爸要帶什麼東西過來醫院，就被醫生打斷了！

醫生請她出去談話，約莫五分鐘後，媽媽進來了，簾子那頭不斷傳來啜泣哽咽的聲音，哭到讓我想過去抱抱她，那是個雨聲不斷的下雨天，伴隨著一個心碎母親的啜泣聲，令人心疼。

我和小露聽著喇叭播放的歌曲，兩個人不發一語，隔壁床的媽媽和孩子輪流哭，孩子因為身體疼痛而哭、母親因為心碎而不斷啜泣，還要一邊安撫孩子的情緒。趁著他們去做掃描時，我出門去買了隔壁床孩子曾經說好吃的軟糖，小露寫了張卡片給他，請他一起加油！

等他們回來，小露把卡片、紙鶴和軟糖一起交給隔壁的孩子，

雖然對他的疼痛沒有幫助，但希望對他的心靈有些小小的鼓勵，小露回來後我誇獎她做得很好，很棒！雖然不認識他們，但是同為母親的心碎，我懂。

第一次踏進兒童癌症病房，自動門一打開的那瞬間，我們好像來到異世界，一路經過每間病房、遇到的每個孩子都是一樣的外型，稀疏的頭髮、因為藥物治療圓圓的臉，就好像這裡是個加工廠，出來的每個孩子都是一樣的模型，我心裡好怕也好痛，怕小露接下來也會變成這樣，心痛這些孩子因為治療變成一個樣，但無可避免的，小露在幾週後臉還是腫起來了、頭髮還是掉光了。

剛確診住院期間，很多時候我都只能用鄰床的片段記憶來安慰自己，我知道用別人的情況來安慰自己不應該，可是在那難過的當下，似乎只能這樣才能讓自己心情稍微好一些些。

在兒癌病房心碎的爸爸媽媽太多了，很多時候我們不敢問為什麼，因為那些多餘的關心、問候會一觸即發，伴隨著的是一滴滴的淚水和諸多的不捨。

第一次住進來三週要出院時，我才因為心情鬆懈一些和隔壁床的爸爸聊聊，他的兩個孩子一起發病，一住就是 7 個月，孩子從 6 個月大住進來，現在 1 歲多了，幾乎是在病床上長大，兩個一起發病、一起化療，我看著他一度說不出話，爸爸說：「誰說哪裡有靈驗的廟就去拜、什麼神很靈就去求，兩個孩子還是一起發病了。」

我們就在茶水間一起罵髒話、罵上天，當時小露切片等報告時，哪裡有靈驗的神我也去拜，媽祖、觀音、耶穌、聖母我都祈求，只希望孩子能平安度過這次的難題，但還是發生了。很多隔壁床鄰居也都是一樣的狀況，還有在化療多次後決定放棄醫療，直接送到宮廟裡治療，我想這也是為什麼這麼多的偏方在這時候讓大家容易掏錢，爸媽心碎的同時真的只想要孩子能瞬間健康，付出再多的代價或是任何可以好的方法都願意嘗試。

在小露生病的事情公布後，每天我都會收到很多訊息，像是消魔的被子、神奇的樹根、加持的符水等等，每個人都跟我說吃了就好，他的誰誰誰還有誰誰誰，本來被醫生宣判剩下幾個月，但是現在已經多活了幾十年，有太多這樣的治病方法，都是請我讓小露試試看，不用化療就能根治小露的病，有些比較極端

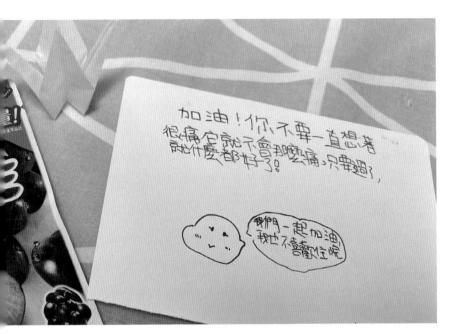

很會鼓勵人的小露。

的介紹者還會因為我的婉拒，告訴我：「所有父母都要孩子好，妳竟然一點機會都不給孩子。」還好科學進步、資訊進步，對於大部分的訊息我都謝謝他們分享，但是錢包要鎖得夠緊還要能理性判斷，對主治醫生有足夠的信任是非常重要的。

我突然想起之前和 25 在韓國旅行，去了一間某集團夫人的博物館，因為家裡收藏品太多放不下，所以蓋了一間博物館讓她可以放收藏品也可以讓民眾參觀她的收藏，有些收藏品看起來就像是隨便撇兩撇的字畫，實在談不上收藏，可能我層次太低不懂這樣的字畫收藏價值，所以很疑惑的跟 25 討論，為什麼這些集團的有錢人都有門路可以買到各式各樣的字畫？而且還是上百幅？

25：「當你有錢到一定程度，不用自己去找，人家就會主動找上門了。」

想一想也真的很有道理，生病這件事情就跟有錢人買字畫一樣，當知道你生病之後，就會有很多偏方找上門來，老張的親戚吃了樹根把癌症治好、老王那絕症喝了神秘補湯也多活了 20 年，還有喝了神奇藥酒本來不會走的人都健步如飛。好多神奇

的治病方法都會自己找上門來，就希望打開你的錢袋把秘方買進來給孩子試試看，當發現你錢包守得夠緊根本撬不開，就會撂下一句：「沒看過這麼鐵石心腸的父母。」

我信神明、也信天主，但在這時刻我只信主治醫生。

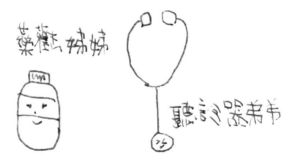

臺灣醫療團隊真的很棒，
一定要緊守錢包勿信偏方。

PART.3

5 天使在身邊

18 歲以下是兒癌病房的客人，但是有時候在病房會看見「大人」，護理師說他們很多都是小時候發病，一路治療到成人，所以都還是住在兒癌病房，在兒童癌症病房的護理師，必須要有比一般人更強的心，要能調適每個孩子的突發狀況。

孩子們住院的時間通常都是 3 ～ 6 個月，有的甚至更長，長期住院加上治療的不舒服，很多孩子會開始以自我為中心，不停發脾氣，剛遇見這種狀況時我真的很訝異，為什麼孩子可以對爸媽不理不睬？對護理師發脾氣？甚至還有連醫生來問話都不回話的。

當時我一直低聲告誡小露：「絕對不要這樣對我。」

妳生病、妳打針、治療不舒服我知道，可是我不會比妳舒服，我的心一樣是疼痛、難過的，如果妳因為不舒服對我百般不禮

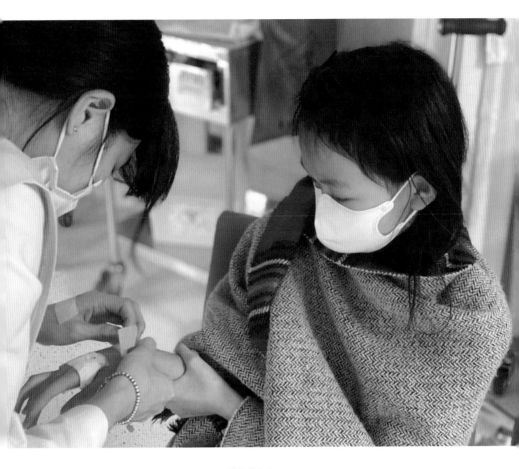

護理師溫柔的照顧著每個孩子，是如天使般的存在。

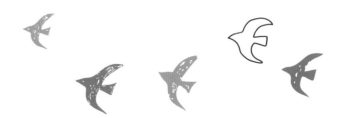

小天使 ♡ 看著妳微笑我真的捨不得眨眼
親愛的，好喜欢妳這么勇敢這么堅強

一起努力！加油

面对治療時，妳如此光彩而耀眼
在我的世界中，妳是最勇敢的星星辰

護理師加油打氣的字條，給病房的孩子滿滿的鼓勵和勇氣。

貌，那我除了難過還會生氣，對於護理人員一定要有禮貌，不是喜歡幫妳打針所以打，而是必須要這麼做，如果妳連基本禮貌都做不到，他們上班也會很不開心，不舒服的時候可以哭、可以沮喪、也可以發洩，但是禮貌不能忘，因為所有人為妳做的事都不是應該的。

住院期間除了醫生之外，護理師是小露最常見到的人。

我的妹妹是護理人員，他們工作上的辛苦和回家的心情調整真的很辛苦，尤其在重症病房或是癌症病房工作的護理師，一直要不斷的面對生離死別，所以我請小露把所有護理人員都想成自己的親人，體諒他們的工作。

小露住院期間幾乎是模範病童，除了上針會大哭之外，其他時間幾乎都有說有笑，在上針大哭時，每個護理師都會毫不猶豫的給她一個擁抱，而且有時候病房人比較少的時候，小露會到護理站閒晃和他們聊天，護理師們對她非常好，常給她打氣的小卡片，這也變成小露住院時的小期待，期待和護理師見面、聊天。

有次到了預計要出院的日子，期待很久下午就要出院，結果醫生中午來巡房告訴我們驗血指數並沒有過關，為了安全起見再多住一個晚上比較好。

小露笑笑的點點頭，等醫生走到別床小露就啜泣起來，結果護理師們又全都轉回來安慰她，甚至答應她晚上會來陪她聊天、開零食趴，這樣今晚很快就過了。

在長期住院的病房裡，護理師是一個很重要的關鍵指標，他們的熱情、細心和一些細微的關心，都可以讓我們感到滿滿的溫暖。記得小露剛確診住院時，我自己講不到兩句話口罩都被眼淚浸濕了，帶著小露到治療室打針時，小露怕得一直哭，我也一直哭，護理師見狀把手上的針筒暫時放下，雙手環抱著小露拍拍她，告訴她會慢慢的下針、慢慢的推藥，如果覺得痛我們就停下來，打 10 分鐘也沒有關係的。

當時我心裡多麼感謝護理師的擁抱，在我哭到沒辦法給小露勇氣時，有一個天使出現幫了我一把，讓小露有足夠的勇氣可以完成必須要打的針劑。其實，護理師的壓力真的很大。

每個化療的孩子生命指數上上下下，努力對抗癌細胞，他們需要應付很多不同的化療狀況，有時看著能說、能笑的孩子，到腦細胞完全被侵蝕無法動彈，有時還要面對失去病童的痛，這些都需要努力調適，才能繼續保有上班的熱情。

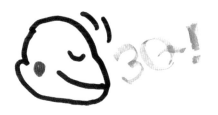

微笑，除了表達謝意
也述說著我很好。

微笑的背後
藏了無數的心疼

很多在小露開始治療後見過她的朋友,都對她感到心疼,因為她總是笑咪咪的對人。身處在病痛中,不管是大人還是孩子,往往容易以自我為中心,認為所有人對你的好都是應該的。也看過許多逆來順受的病童家長,看著孩子受苦忍不住覺得自責,所以總是順著,孩子的脾氣也越來越大。

我曾經遇過一個大孩子,媽媽問的話他的回應永遠只有「嗯」,但是跟朋友聊電話可以連續講一個小時都不停。每次到了吃飯時間,媽媽張羅好他的餐點就會把床邊簾子拉上,自己默默捧著便當坐在外面的共用椅上低頭吃飯,不敢打擾他。每次看到這景象,我腦海裡都會浮現宮廷劇,孩子就像是皇上一樣,當旁人把餐點張羅好,就要退到外面,不能看到皇上用膳。可是,你不是皇上,照顧你長大的媽媽也不是下人。即便不舒服、吃不多,但和家人一起共餐不是最幸福的事嗎?給家人一個完整

句子的回答真的不困難，也會讓陪病照顧者有了更多的信心和勇氣。

我想，小露一直記得我對她耳提面命的叮嚀，不管多不舒服，都不能忘記禮貌。有個開餐廳的朋友，知道小露愛羊肉，無數個夜晚，夫妻倆在關店後忙到三更半夜還幫小露燉羊肉。營養學出生的老闆說羊肉滋補，想讓小露多補補身體。老闆娘看見笑著去店裡吃飯的小露，傳訊息跟我說她看著很心疼，小露一直笑咪咪，她知道這是件多不容易的事。

其實，在化療期間笑咪咪的背後，是食道黏膜都已經破到像草間彌生的畫，她的嘴巴黏膜破到只能喝流質食物，更因為食道黏膜破到吞嚥困難，常常沒有食慾，不過她記得我提醒她的禮貌不能忘，所以即使身體虛弱，仍然用一個淺淺的微笑表達：「別擔心，我很好。」

在一些治療過程中，有時她對藥劑反應比較大，又吐、又拉，真的很慘，但即使不小心吐了一地，還是不忘對來清潔的阿婆道歉。半夜必須頻頻起床叫醒我，請我幫忙送尿液到護理站，她也會對我道歉，我告訴她沒關係，這不是妳願意的。但仍然

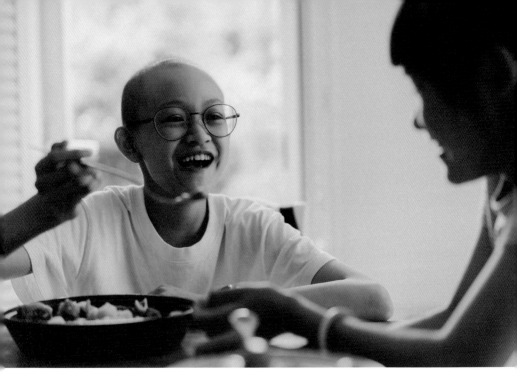

很多時候她都是笑著，即使嘴裡破了數十個洞，還是不忘禮貌。

很感動，在病痛中她還能先想到別人的不便，這是多麼不容易的事情，我也很佩服她能做得到。不過，一直都是笑咪咪對人的她，也偶爾有情緒失控的時候。每次住院前都要先抽血，抽血完我會帶她去吃想吃的餐點鼓勵她。那天我們到一家常去的餐廳，住院前小露的心情都很差，我們吃完後25去結帳，我在收拾東西，小露就坐在一旁哭，因為每次都這樣，所以我也就沒有安慰她，讓她發洩一下也好。

突然有個店員走過來，蹲在她旁邊，輕聲問：「妳怎麼了？」小露哽咽的說：「我不想去住院，嗚嗚嗚嗚……」店員：「一切都會好的，一切都會好的。」然後把面紙遞給小露，輕拍她的肩膀。

天啊！我的眼眶裡立刻充滿淚水，這男生也太溫暖了！在中午餐廳最忙的時候，他還能在茫茫人海裡注意到小露在掉眼淚，過來蹲在她旁邊安慰她，他的暖心在那天中午給了我們很大的安慰，連我都一秒陷入愛河。小露生病以來，我們常遇到很多善意，這或許也是另一種收穫吧！

希望我們都能成為這樣的人，什麼都不多說，適當的給予剛剛好的溫暖。

疾病是一時的，
教養是一輩子。

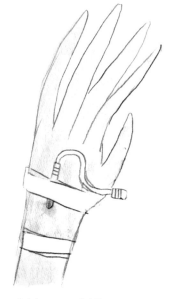

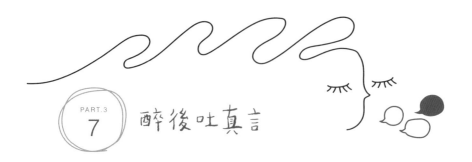

我最喜歡小露昏昏沉沉的這種時候了！麻醉過後醒來的感覺，不知道是不是和喝酒喝到微醺時候的昏沉感一樣？

打背針的時候，通常護理師會把小露的病床直接推到治療室，這樣結束後就可以直接連人帶床再推回房間，小露會睡一整個下午才會清醒，經過幾次背針經驗，我也可以比較輕鬆的在治療室和準備中的護理師、醫生聊天。

通常我會帶著手機記錄，拍照前會先問過醫生是否可以拍攝，醫生開玩笑說他們每次做這些事都已經是很習慣的 SOP，突然來個人一直拍攝，他也感到很新鮮，好像在做一件很了不起、很新鮮的事情，需要被記錄。

其實，真的很了不起！

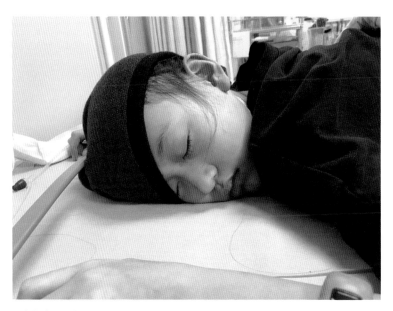

全身麻醉後的清醒真的很像喝醉酒一樣。

小露每次做脊椎背針時必須要全身麻醉，有次在陪小露等麻醉的過程，瞄到了醫生即將要幫小露打進脊椎的針頭，那根針長達 10~15 公分，又長又粗，光看我都腿軟了，我不敢跟小露說，怕她會更害怕，全身麻醉之後其實她對這樣的針打進脊椎是沒有感覺的。

麻醉藥從點滴進入身體後，不到 3 分鐘小露就會熟睡，醫生會請我們到外面等待，等打完針之後再進去幫忙壓住傷口，當我們再度進去，小露也差不多睜開眼睛了，但會很像喝醉酒一樣，常常在半夢半醒之間胡言亂語。

她曾經醒來以為自己在動物園，然後把護理師看成長頸鹿，也把醫生看成猩猩，一直對著醫生說：「那個葉醫生怎麼變成猩猩，屁股還紅紅的跳來跳去。」「啊～長頸鹿來了。」「媽媽我們快走，這裡好臭。」胡言亂語到我真的對醫生跟護理師超抱歉，差點想要把她再敲昏。

也有的時候，醒來後的她一邊流淚，一邊說：「我好想要回家。」「我想媽媽。」「我也好想阿梨。」「爸爸，我們回家吃飯好嗎？」看著 25 用影片記錄下來的畫面，我的心都揪起來了，

一個孩子半夢半醒說出的心聲，就只是想要回家這麼簡單的事情，卻沒有辦法完成。

有次治療完畢，醫護人員要把病床與床上的小露推回房間，我剛好把錄影機放在床上，錄到這樣一段對話。小露說：「注意安全喔，不要撞到。」醫護人員以為小露怕撞到會痛，安撫她說：「好，不要撞到，我們慢慢的。」結果小露說：「我是說妳不要撞到自己。」

還有幾次我陪著時，她眼睛都還沒張開，嘴巴就先講話。「媽媽，我真的很愛妳。」「妳知道嗎？」「那妳也是一樣愛我嗎？」

麻醉後昏沉時說的這些話，等小露清醒後再問她，她卻完全不記得了，就像是喝醉酒一樣，很多事情講完就忘了，但我相信那都是最真的真心話。

雖然妳都不記得，
但我記得就好。

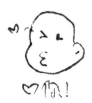

Part.4
不完美的日子
更要完美的過

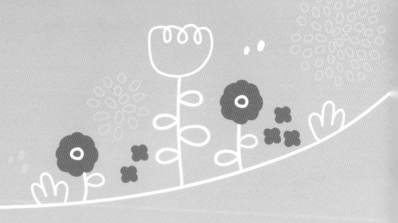

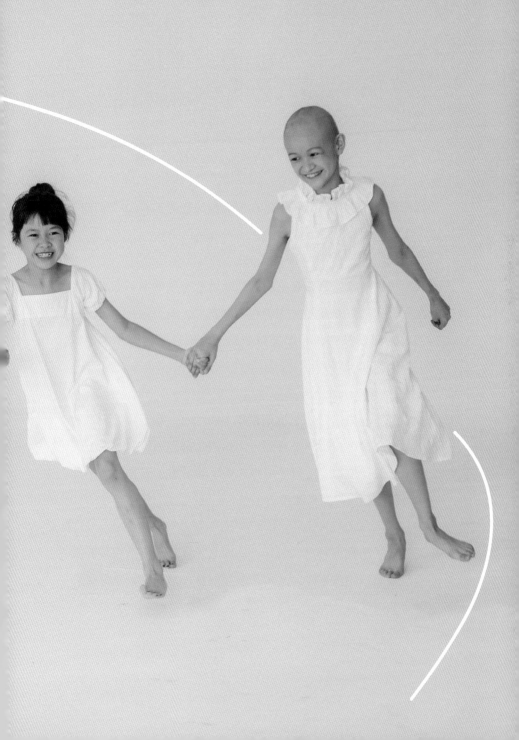

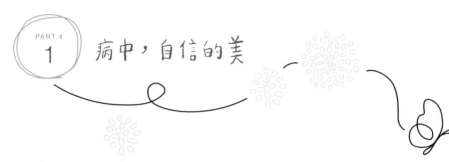

小露剛剃光所有頭髮的時候，在兒癌病房裡大家都是一樣的光頭，所以並沒有覺得不自在。

有次，出院時帶她到餐廳吃飯，通常她都是戴著帽子把光頭遮起來，但天氣逐漸變熱，加上在店裡吃了一碗熱呼呼的麵，她的頭已經熱到沒辦法再繼續戴著帽子，所以就把帽子拿掉散熱。

隔壁桌坐了一對母子，小男孩大約 5 歲左右，他定神的一直看著小露的光頭，視線無法移開，小露開始感到不自在，大吼了一聲：「看什麼看。」接著嚎啕大哭，頓時整個餐廳的時間就好像暫停一樣，沒有人敢繼續呼吸。

小露受傷了。我沒有辦法要她有同理心，我也知道她被盯著看的不舒服，只能安慰她：「弟弟沒有惡意，他或許只是好奇，

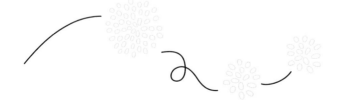

下次妳可以跟盯著妳看的人好好解釋，我生病了所以要把頭髮剃掉，才不會一直掉。」

我知道很難，可是畢竟還有好長一陣子都必須是光頭造型，得要小露自己內心接受，才能接受其他人的眼光，這段期間看過小露光頭的朋友都稱讚她的美，我當然更是不遺餘力的 24 小時催眠小露，光頭沒什麼，反而讓妳的五官更美更立體了。

大概半個月之後，小露漸漸習慣自己的樣子，她開始有自信、會戴耳環打扮，而且還要我教她怎麼畫眉毛，她爆表的自信讓我覺得自己是不是催眠她過頭了？

以前她走在路上會戴帽子，現在不管到哪都是自在光頭，連過馬路很多停紅燈的路人盯著她的頭看，她也是把斑馬線當伸展臺，享受注目。

餐廳有其他孩子多看她兩眼，她也會說：「姐姐生病了，頭髮暫時不見！」她自信散發出的美，讓我好佩服。

我跟攝影師好友叮咚說：「我們來幫小露留下光頭紀念照吧！」

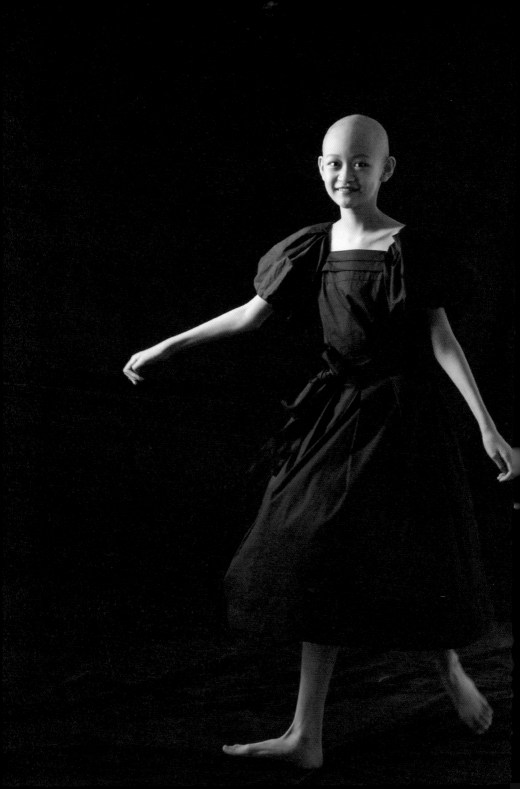

與叮咚熟識多年，某年夏天我們一起在義大利旅行，他陪著小露、小梨跳地中海、游泳。在小露生病的消息曝光後，叮咚太太說那一晚他板著臉不說一句話，心情沉重到好像有顆大石頭壓著他。

他是一個心思很細膩的男生，即使我一直跟他說我們現在沒事、很好，他也非得親眼看見才能放心。因為熟識很久，小露剃光頭的寫真集攝影師，一開始我就鎖定叮咚，他懂小露、懂我們想要留下的紀錄。

在化療藥劑的作用下，小露身上只要是關節的地方全部都變黑，手一張開原本粉嫩的關節全都黑黑髒髒，像是沾了灰塵一樣。又因為化療皮膚變得很薄，加上每次上針膠帶一貼就是好幾天，撕掉後皮膚也會過敏、泛黑，小露的手上有一整塊膠帶撕掉的痕跡，大約一個半月才完全消失不見，那陣子小露只要一伸出手就會哀怨的說：「我的手看起來好髒。」

「對啊！很像戴關節手套，但是又怎麼樣？」

小露：「好像也沒什麼大不了。」

有時候我們兩個人的對話真的很沒營養，但是卻又能互相療癒彼此。我常想，我們都會聽到鄰床爸媽和孩子的對話，不知道別人是不是也這樣聽著我們倆無聊的對話，然後在簾子的那頭竊笑。

小露這輩子或許再也沒有機會光頭，現在的她接受了光頭的自在，與病共存，散發出自信，11 歲這年或許不完美，但是她卻完美度過了這段艱苦的日子。

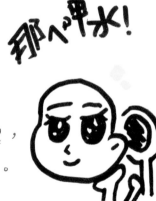

那ㄟ甲水！

不完美的過程，
也要完美看待。

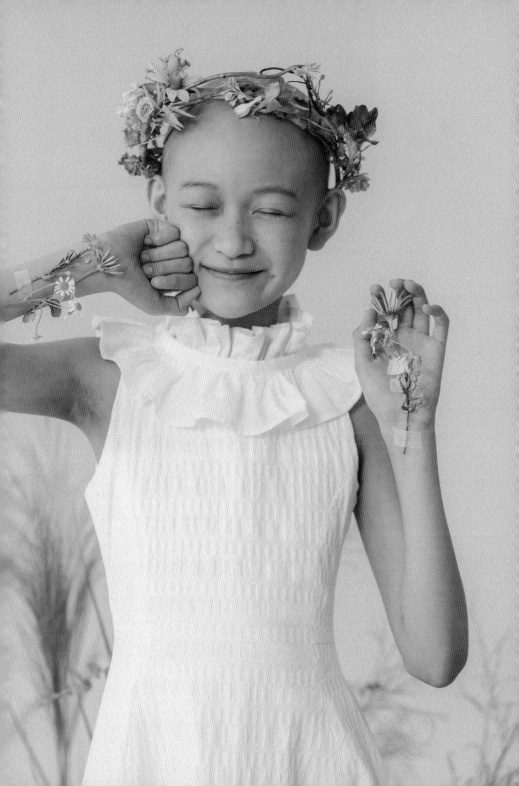

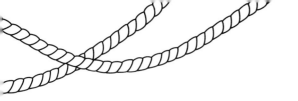

一線之隔，緊張與謹慎

小露確診後，我們領到了一張為期兩年的功課表，上面密密麻麻的全都是醫學的英文專有名詞，還有一些看不懂的圖樣。這張功課表標示了小露在這兩年內要做的治療，包括口服跟針劑，醫生解釋過後我其實還是搞不清楚，到底什麼時候要做什麼。

我喜歡每件事情都有時間標示，這樣我才能知道治療期間幾月幾號要做什麼，但是醫生說沒辦法標示時間的原因是，原定 7 天住院治療，有可能因為血球狀況不好或是其他插曲，就必須延長出院，這樣就會影響到下次治療的排程，所以沒有辦法把每個階段治療的時間很明確的告訴我們。

所以我們只能靠圖表上面的階段圖來猜測大概什麼時候可以做療程，這對控制狂的我來說真的很不方便，即使旁邊寫滿了密

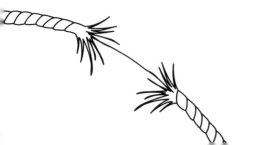

密麻麻的醫學名詞，每次要做什麼我還是永遠搞不清楚。

在一次住院時，我詢問實習醫師，可以在閒暇時間幫助我了解功課表上每一個專有名詞寫的是什麼嗎？是施打針劑還是吃藥？實習醫生花了一個多小時，慢慢的教我看懂功課表，每一個階段該打針、吃藥還是打點滴等，全都耐心的解釋給我聽。

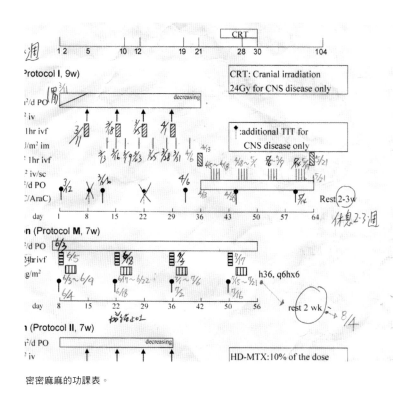

密密麻麻的功課表。

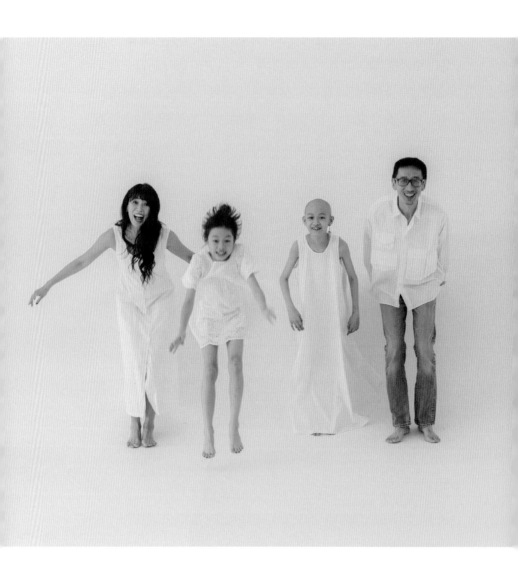

不完美的 11 歲

那天我在小露功課表寫上這些問來的知識，打針或是藥物治療我也全都標示上去，沾沾自喜的拍照寄給 25 邀功，25 要我留好，出院後帶給他。

出院後回家，25 跟我問起了那張實習醫生花一小時跟我解釋的功課表，我卻怎麼找都找不到，就這樣不見了⋯⋯

我真的不知道到底放到哪裡去，怎麼會不見？而且當初拍照給 25 邀功時還怕自己洩漏太多，所以自作聰明只拍了一小角給他看，剩下的想說出院再跟他好好解釋那些醫學專有名詞，想想真的是會被自己氣死。

隔週小露住院換 25 去陪，他也搞懂了那張惱人的功課表，而且還隨身攜帶，每次門診前一晚他就會開始看這次要做的療程、要吃的藥，門診跟醫生會談時，他就會從包包掏出功課表來跟醫生一一核對，有幾次他甚至主動問：「今天是不是應該要打一支點滴？」「今天是不是應該要住院？」「下週是不是換藥？」

我覺得醫生應該也被 25 的謹慎搞得很緊張，不要說醫生，就連我都被他搞得超緊張，他除了手上那份，電腦裡還有一份，每次記錄都會回家把電腦裡的那份也更新，然後同步寄一份給我。

遇到護理師要給藥或是打藥都會問得很清楚，若是陪小露住院的人是我，當天 25 大概從早上 8 點就會開始問：「打了嗎？」「幾點打？」還會要我把點滴瓶拍給他，他會在家核對功課表上的名稱，看看是否正確，有一次我拍了點滴瓶給他，他一看上面的縮寫和他的功課表縮寫完全不同，立刻要我去護理站問清楚是不是打錯藥？

搞得小露好緊張、我也好緊張，連護理人員都好緊張，還好後來證實只是縮寫不同，但藥劑是一樣的，25 的電話遙控讓大家虛驚一場。

不過也因為 25 真的很謹慎，所以小露在化療過程中，每個針劑和藥劑都打在應該要打的時間點上，因為癌細胞生長有一定的週期跟規律性，所以醫生投藥也都必須在癌細胞成長前先消滅，25 把功課表看到滾瓜爛熟，每次門診都會自己在圖表上寫

時間，到後來醫生還會主動幫他標注上去。

當我陪住院的時候，有幾次護理師給藥我都忘記，半夜小露起來上廁所才發現該吃的藥沒吃，趕快自己吃掉，後來 25 每到吃藥階段都會提醒我記得幾點要給藥，搞得我壓力也超大，但是也還好有他的提醒。有時我還會想，我這樣的健忘個性是不是 25 造成的，因為他太謹慎，讓我老是覺得有人可以提醒，就常常不把事情放在心上。

醫生的病人很多，細心一點的家長對醫生來說也是幫忙，否則兩年的功課表細項很多，一不注意就會漏掉或延誤治療時間，25 的細心一開始對大家來說真的有點苦惱，但是反過來想如果沒有他的謹慎，治療過程可能也不會這麼順利吧。

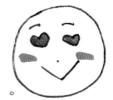

婚姻的互補，
未嘗不是謹慎與放鬆的結合。

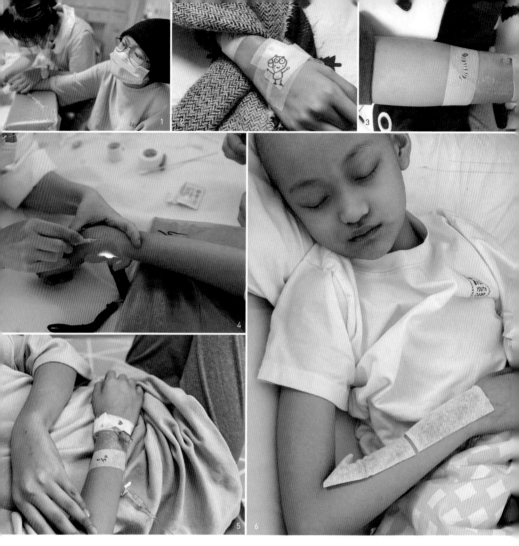

1. 每次上針都會嚎啕大哭，因為打化療針到後期血管會變得很硬，所以針會很難打，有時候要上到 3 次才能順利完成。
2. 護理師為了安撫孩子，都會在膠帶上畫些可愛的圖案，轉移他們的注意力。
3. 還有用紋身貼紙貼在膠帶上，讓孩子們可以開心一些。
4. 血管很難浮現，醫生就要用燈照，讓血管清楚一點比較好打。
5. 拆針的日期是 520，疼痛中的小浪漫。
6. 小露到後期有些點滴量很大，手就會腫起來，睡覺她都用退熱貼冰敷。

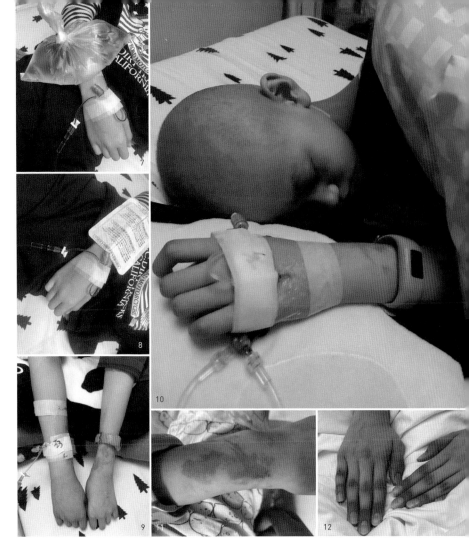

7. 輸血因為血液濃度比較濃，有時候血管會感到刺痛，要熱敷一下比較舒服，我們都是第一次完全不懂，隔壁床的媽媽立刻用塑膠袋做了熱敷袋給小露敷手。

8. 除了熱敷袋，有時小露也會用暖暖包熱敷血管。

9. 點滴量太大，導致手腫了快一倍。

10. 睡覺都要舉高睡，讓手可以不要太腫，讓血管可以撐久一點再換針。

11. 皮膚太薄，膠帶撕掉後就受傷了，這樣的傷口要持續 8 週才能康復到完全看不見。

12. 化療的關係，導致每個關節都黑黑的。

NOTES

小露：
這段路不好走

我一開始的治療不用常常住院，
比較多是到門診打肌肉針，
但是到了後面才是最艱難的魔王關。

要一直住院的日子裡我不斷想著，
還好有媽媽跟護理師陪我，
既然都住院了，就認真住完吧！

但是隨著要打的藥量變多了，
到了倒數第 2 階段，
每次上針都得上兩三次已經是很平常的事了。

上針是因為要打點滴跟化療藥劑，
但是這幾個月打了太多的化療藥劑，

我的血管變得很硬又細，
有時針打進去血管破了就要重新上，
到後來都要扎很多次才能把針送到血管裡。

醫生有建議過，
可以在鎖骨的位置做人工血管，
這樣就不用每次化療都要上針，也比較不會痛，

可是我很害怕身體裡面有一根管子，
所以拒絕醫生。

好希望這艱難的日子，
可以快點過完。

PART.4

3

別具意義，畢業禮物

小露第一階段治療告一個段落，有兩週的休息時間，然後才會接著開始為期八週，第二階段的治療。有天她跟我借了手機，說想看一下購物網站，因為她之前就設定好每次出院都要花一點錢買禮物送自己，當作努力治療的犒賞，我也很贊成她這樣的想法，畢竟自己的錢可以決定要怎麼花，加上她的治療真的非常辛苦，買點小禮物給自己，作為每個階段的紀念也不是不行。

那個下午她看了一個小時左右，把手機還給我。

「妳的禮物找好了嗎？我可以幫妳下單。」

小露：「我放棄了，因為什麼東西都超出我的預算。」

「妳的預算多少？」

小露：「本來是想要花 30 元，後來發現買不到東西我就增加到 50 元，因為我還想要買禮物送給小梨，這樣就要花兩倍的

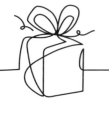

錢。」聽完之後我又感動又覺得很好笑，她的預算也太低了，是沒買過東西嗎？而且她竟然還想到要連妹妹的禮物一起買，好貼心。不過最後她放棄了，我也忘了這件事。

後來在住院的某個晚上，熄燈後我抱抱她，她又提起禮物的事情。小露：「等我第二階段治療也結束，妳可以送我個禮物嗎？」當然沒問題，她的化療過程真的很辛苦，只要能快點恢復健康，要 10 個禮物都沒有問題，更何況她平時除了書之外也不太會要什麼禮物，所以我心裡想著，大概又是跟我要某一套全冊的書籍，就非常索利的答應她。

小露：「我想要一臺 Apple 筆記型電腦。」

我差點沒從床上彈起來，深深檢討自己這種不看說明書、不多問就答應的個性，真的要改一改，我沒料到她會跟我要這樣高級的禮物，想當初我 30 歲才有一臺 Apple 筆記型電腦，她才11 歲就要進入蘋果世界？小露：「因為我想要寫一些東西，而且有了筆記型電腦，之後上課也比較方便。」
這理由真的讓人難以抗拒，好像她本來就應該要擁有一臺筆記型電腦。後來等到化療療程整個結束，我們才帶她去挑選畢業

禮物，加上她的第二階段治療簡直是大魔王等級，黏膜破得亂七八糟，副作用也很可怕，小露能撐過來我實在心疼也佩服。這畢業禮物涵意很深，對她對我們來說都是，小露真的很適合擁有一臺筆電，她實在很會挑禮物，這別具意義的電腦可以在這段不能去學校學習的時間陪著她學習，之後上國中重回校園，也可以讓她記得這段辛苦的日子，更努力學習。

購買時，有位店員非常認真的跟我們解說各種型號，等我們要離開時他才說：「小露，我知道妳喜歡畫畫，所以可以考慮 iPad 喔！」原來他早認出我們，只是為了不影響專業，所以到我們要離開前他才表態。

我們去了 Apple 專賣店兩次才把筆記型電腦帶回家，第一次去的時候待了好久。小露從 Mac Air 看到 Mac Pro，又看了新款的 iPad，她從以前都是只要我們稍微猶豫，就會退而求其次選擇大人想要的，但這是小露別具意義的畢業禮物，所以我們想要讓她真的按照自己心意挑選。

她喜歡 Mac Air 的顏色，但 25 覺得應該要買高階一點，之後剪輯影片會比較好用，可是我在意的是價格，高階一點完全就超

出我的預算，所以我還在猶豫。

小露：「那多出預算的部分我用紅包錢補好了，這樣妳就不用煩惱了。」

她真的是設想周到，很會做人的孩子，一句話分別解決了爸爸、媽媽的顧慮，所以後來我們就帶著 Mac Pro 回家，當然我們沒有真的讓她用紅包錢來補，我跟 25 希望這臺電腦可以讓她記住這段很辛苦的日子，也記得有很多人愛她、陪著她一起走過。

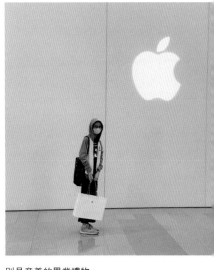

別具意義的畢業禮物。

生病時不要覺得
全世界都對不起你，
而是全世界都在幫你。 吃藥藥

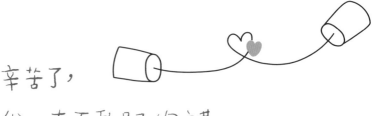

PART.4
4
辛苦了，
我一直不敢跟你講

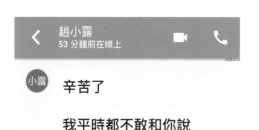

辛苦了

我平時都不敢和你說

給爸爸的貼心訊息。

小露得到畢業禮物之後，用 email 傳了訊息給 25，訊息上簡短的寫著：「辛苦了，我一直不敢跟你講。」

她就是一個這樣的孩子。

其實最辛苦的是她自己，很多時候她都會躲起來偷偷的哭，這也是之後我們才知道的事。每次住院前她都會哭著不想去住院，每回我都覺得進到醫院後看到可愛的護理師她就會放心，但事後小露說其實每天晚上她都哭濕枕頭，因為她真的很害怕治療的不舒服，又怕我們擔心，所以不敢哭出聲音。

她的治療過程真的很辛苦，我常想如果是我，應該受不了治療的噁心感或是嘴裡全都是破洞的過程。

打化療針，口腔黏膜會輪流破洞，口腔裡全是一點一點的破洞，所以醫生要我們一定要注意，傷口被細菌感染可能會發燒，就必須要中斷所有的治療。

但最糟糕的是，24小時的點滴藥劑讓小露不斷拉肚子，治療藥劑讓皮膚已經很薄的她，在無數次擦屁股後黏膜破了，醫生擔心上廁所細菌會由傷口感染，引發嚴重的後果，尤其她血球又低，要我們把煮過的水放涼後讓她沖洗，並且浸泡碘酒，讓傷口清潔之外也可以快速癒合。

也因為黏膜破到亂七八糟，根本沒辦法吃東西，她會強迫自己一定要進食，因為只有營養足夠才能幫助黏膜修復，我真的很佩服她這一點，再不舒服還是會要求自己一定要吃東西。我們遇過很多鄰床的孩子，因為治療吃不下，有些乾脆睡整天，有些會補充醫生允許的營養品，小露的治療期間只有喝過一瓶營養師送的營養品，因為我們還是希望她可以吃原型食物補充身體需要的養分，她也牢記在心。因為塊狀食物真的無法咀嚼和吞嚥，所以我把粥、蔬菜、排骨湯、牛肉湯全都打成汁，每次

150cc 左右，每兩小時就讓小露喝一次，有時候是甜湯，有時候是果汁，有時候是雞精，各式各樣的液體，讓她每兩個小時補充一下養分，這真的是我試過最好的方法，因為她不用咀嚼，黏膜就不太痛，而且每次量都只有 150cc，喝起來也不太有負擔。

常常屁股泡好碘酒、擦了藥沒辦法穿褲子，她就趴在客廳晒太陽、看書，即使狀況這樣慘，她還是找到適合自己的方式，而不是消極哭鬧。小露是一個很怕痛的孩子，剛開始治療抽血會大哭、上針也會大哭，每次皮下注射都會緊張到一直掉眼淚。有幾次顆粒球過低，醫生開針劑回家讓我們自己幫她皮下注射，我跟 25 都不敢幫她打，只好求助我的護理師妹妹幫忙施針。小露從打針必哭到後來被施打時都還可以趴在懶骨頭上看書，做自己的事情，有時候看她這些原本害怕的事情變成習慣，內心反而充滿了不捨。

這一路走來最辛苦的是她，我跟 25 都只能陪伴和協助，她勇敢撐過來了！得到禮物還不忘傳訊息跟爸爸說辛苦了，真的很貼心。不過，看到 25 收到訊息我也趕快確認一下有沒有傳給我貼心的訊號，結果只有問我吃飽了嗎？怎麼會差這麼多？

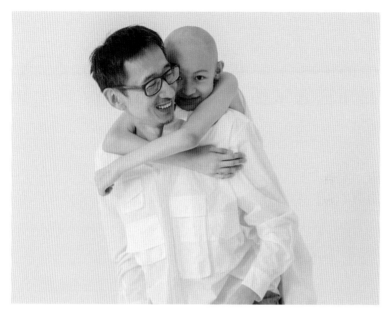

25 的細心謹慎，讓小露的治療過程順利許多。

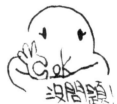

即使狀況很慘，
只有找到共存的方法，才能撐過來。

小露：
我知道大家都很累

因為治療的關係，

我變得有很多飲食禁忌，

但是醫生說不能吃的東西我越想吃。

有時候情緒不穩，就會鬧脾氣，

覺得是爸爸媽媽不讓我吃，

可是明明是醫生和爸爸媽媽

擔心我會細菌感染，

爸爸常常說不是他們不給我吃，

是怕我感染了要住院更麻煩。

我其實都知道大家都很努力想治好我。

PART.4
5

苦中作樂，
輕鬆以對

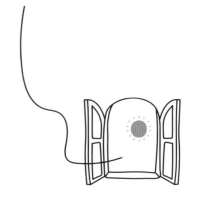

在醫院裡來來去去，隔壁常常會遇到不同的家庭，有些家庭作息跟我們接近就會很開心，但有時候也會遇到因為住院太久，作息變得晚睡、晚起的，還有就是半夜鼾聲太強，我就真的無法入睡。

有次住院，鄰床孩子已經住院幾個月了，好幾個夜晚都是晚上12點還在看電視，因為作息不同我也不好勸說，而且長期住院，能有一點消遣可以分散治療的注意力也真的是萬幸。後來我去買了耳塞，發現隔絕噪音雖然不能100%，但是可以有效阻隔80%左右就已經很開心，完全不用怕深夜看電視或是鼾聲如雷的人，耳塞一塞噪音就少了很多，可以很安穩的睡覺。

我幫小露也準備了一副，我們兩個如果遇到鄰床鼾聲太大或是噪音太大，就會戴起耳塞睡覺，我怕剛剃光頭的小露晚上睡覺

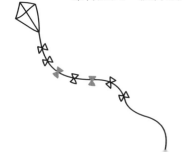

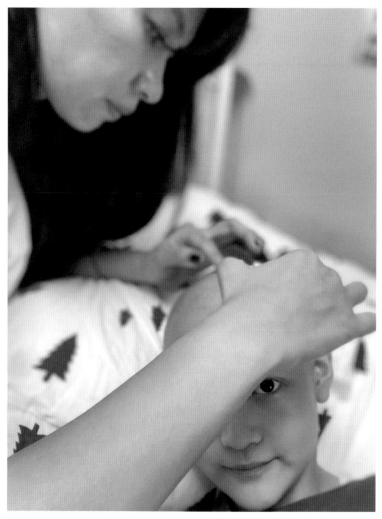

小露的小短髮有時冒太快，我都會在醫院拿小剪刀幫她「家庭理髮」。

冷，所以在醫院都會讓她戴毛帽睡覺，再加上耳塞戴在帽子裡，噪音隔絕真的很有效。有次她去上廁所，推點滴架回床邊的時候，護理師跟在她後面跟她講話，小露都沒反應，因為完全沒有聽到，可見效果真的很不錯。

有天小露下午跟我聊天，她覺得很奇怪，為什麼明明耳塞外面還戴著毛帽，可是每天早上醒來，耳塞都會掉出來？我猜應該是她自己睡得太熟，半夜掉出來或不自覺的拿掉耳塞，但還是覺得有點匪夷所思。

通常我跟小露都會一起睡覺、一起起床，有天因為工作的關係小露先睡，我繼續工作，發現九點關燈後護理師巡房的次數很頻繁，除了檢查點滴之外還會量體溫和心跳，後來我忍不住問護理師：「像小露這樣戴著毛帽，耳朵裡又塞著耳塞睡覺，妳們要怎麼量溫度？」

護理師：「就把耳塞拿出來啊！」

忽然覺得自己很白痴，怎麼會問出一個這麼理所當然的問題，瞬間小露的疑問也一起得到解答了。大半夜我笑到不能自己，

原來耳塞不是自己掉出來的，根本就是每晚護理師要量耳溫取出來的，也難怪小露每天早上起床都只有一邊的耳塞掉出來在枕頭邊。

住院時，小露很多樂趣都源自於我的粗神經，像這樣好笑的事件層出不窮。有時小露睡覺之後我會開始工作，只要住在窗邊，我就會坐在小露的床尾，面對窗戶工作，因為 11 樓窗外夜景很不錯，我其實還滿喜歡住這位置，白天、晚上工作都可以有好風景可以看，不管下雨還是大太陽，都有不同的浪漫，有時候我們甚至無聊到會看對面人家陽臺晒什麼東西？或者是他們去哪裡旅行回來？

那晚小露睡了之後大約 11 點多，我邊工作邊追劇，周圍孩子的聲音也漸漸安靜，我很享受一個人的夜晚，心情很好，加上小露的第一階段治療就要順利結束了，心情很放鬆又開心。

工作告一個段落，我抬頭看看窗外的臺北市夜景，赫然發現窗戶的右下角有個人頭。當下我心裡真的很緊張，但是又很想確認是不是自己看錯，於是提起勇氣再仔細看，發現是張孩子的臉。（我心裡好緊張又好害怕，又很想要再次確認。）

深呼吸後，鼓起勇氣換個角度認真的再看一下窗戶的那個角落……（驚！真的是一個寶寶，而且正在對我咧嘴燦笑。）

媽的，我這人這麼善良又不聽鬼故事，怎麼可能會遇上這種事情？不信邪又不死心的想再次確認清楚，於是我深呼吸後換了角度再看一次……（靠！寶寶還是在那裡對我燦笑。）

趕緊把電腦關掉，嘴裡狂念「阿彌陀佛、阿門保佑」，連尿都忍住倒頭讓自己快睡著，忘記這件恐怖的事情。隔天早上起床，我已經忘了前一晚的恐怖事件，起身準備去上廁所，拉開床簾赫然發現～

昨晚一直在窗戶角落對我燦笑的寶寶，原來是隔壁床的尿布包裝。上面有個寶寶大頭照，這寶寶讓我前一晚超級害怕，怕到事情沒做完就趕緊睡覺。

住院的日子常常因為這樣好笑的事情，讓我們笑到噴淚，雖然小露都說：「媽媽妳真的很無厘頭。」但這樣笑一笑，突然又覺得身體裡有活力了。

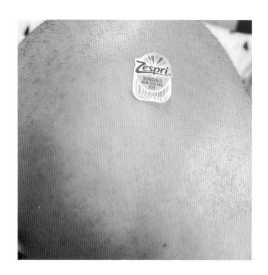

把奇異果貼紙黏在小露頭
上,變成了要價不菲的大奇
異果。

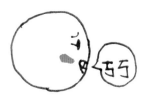

生活越苦越要從中找到樂趣,
才能輕鬆以對。

小露：
住院的害怕

每次住院前一個晚上，
睡前我總是因為害怕而難過的哭泣，
就這麼哭到睡著。

隔天早上要去醫院前也要再哭一次，
快到目的地時、要入住病房前，
都會難過的哭哭。

相信大家都很好奇我害怕著什麼？
怎樣的難過？

我害怕著治療的不舒服和痛苦，
害怕著打針的壓力和其他不適。

難過自己曾經是一位捲髮的可愛小妞，
為什麼會變成一個光頭妞呢？

難過自己沒辦法讓爸爸媽媽過上舒服的生活，
必須要常常陪我一起去住院。

但是我只要想到大家都這麼愛我、關心我，
我就會振作起來 ♥

謝謝爸爸媽媽，
也謝謝大家對我的支持與關愛，

我會繼續勇敢走下去的。

小露：
我害怕的是上針，不是住院

每次要去住院前我都很害怕，

但是我其實不是害怕住院，
我害怕的是住進去後的上針時間。

我很怕痛，
尤其點滴的針
又比一般打肌肉的針還來得粗，
每一次都要哭一下。

我覺得哭不是錯也不是罪，

而是有一些人對自己的情緒抒發，
可是媽媽卻說哭有什麼用？

哭了事情也不會有所改變。

大家的説法都不同，

我認為哭一下
讓自己好好宣洩一下是沒關係的。

我努力告訴自己這是成長的過程，

等過了我就會恢復健康和強壯的身體了。

希望大家也能和我一樣，

不要放棄任何事物。

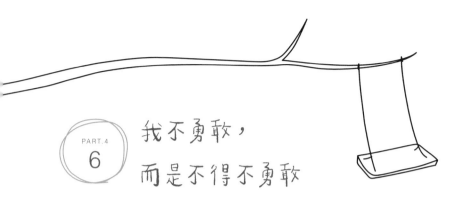

我不勇敢，
而是不得不勇敢

我不勇敢，而是不得不勇敢；不是不哭，是太多事想哭，索性不哭了！

看著她熟睡的背影，我忍不住背著她嚎啕大哭，怎麼一夜之間她的世界全變了，全身充滿藥水的味道，睡覺的時候還要注意手上那條點滴線有沒有壓到。半夜不小心吵醒她，她還要反過來安慰我沒事。

每天醒來，枕頭上覆蓋著一大層頭髮，有時趁她還沒起床，先把枕頭上的落髮收拾好，等她醒來看到掉在枕頭上的頭髮會稍微少一些。一邊安慰她沒關係，眼淚也跟著掉下來。

看著她不得已，動手剪掉自己的長髮，依然沒有阻止瘋狂落髮，只好在最美的時候選擇全部剃光，剃刀下手前她忍住眼淚扭曲

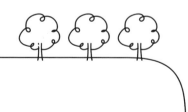

的臉，我不忍心。無法接受自己光頭，躲起來哭也不願讓我們擔心，門內傳來的哭聲，我跟著心碎。

因為點滴量大，半夜頻頻起床上廁所，她一個人推著點滴架小聲的不吵醒我，發現我被子掉落還會幫我蓋好才上床。

她才 11 歲。

小露就是一個這樣的孩子，即使身體疼痛，幾度想放棄治療，但她都挺過來了。

我其實一點都不勇敢，也不想要勇敢，但是我的角色是媽媽，如果我跟著崩潰，不知道小露還能不能繼續勇敢接受治療。在每個治療的過程裡，即便她不舒服、吐到沒有東西吐，甚至到後期因為點滴速度太快，造成兩隻手腫到粗細不同，我都必須當她最強大的心理支柱，如果我不勇敢，誰來接住她？

我沒有勇敢樂觀，而是不得不這樣。

小露吐到沒東西吐，不舒服的時候，我跟她說我剛懷孕的時候

也是這樣，當她住到我的肚子裡，不知道為什麼我常常想吐，每當想吐我就去睡覺，寧可睡整天也不要吐整天。小露從那時候開始，只要治療副作用想吐就會當睡美人，不停睡覺。甚至整天只起來上廁所、喝水，一兩天沒吃真的沒關係，反正吃了也是吐出來，那還不如好好補眠，至少覺有睡好、睡飽，還有件事可以做得好也很好。

小露說我真的很另類，不知道為什麼和我在一起總是特別開心，住院的日子好像度假，塞滿了行程。

有次我出門吃午餐，後來匆忙的跑回來，我跟她說我吃完了要結帳，但是忘了帶錢包，老闆說下次再給我，我實在良心不安，所以匆忙跑回醫院又衝去店裡結帳，小露被我逗得哈哈大笑，之後出門她都會提醒我要帶錢包，不要又匆忙來回。

又有次她在醫院沒有療程的時間，我溜出去逛街，一出門就是3 小時，當天我只覺得為什麼天空好灰、空氣很臭，回醫院後小露看到我如釋重負，「妳去哪？怎麼這麼久才回來？」像極了媽媽的口氣，原來那天醫院附近大失火，火勢燒得非常嚴重，所以整個天空都灰了，小露很擔心我被困住還是有什麼狀況，

她說她擔心到都要去護理站打電話給我了。

之後每次出門她都會交代我沒事快回來，不要亂跑。不知情的可能會以為我才是孩子！

在醫院裡，有時候吃飯時間我們會一起看電影或電視劇，一方面分散她食慾不佳的注意力，一方面邊看邊吃也會忘記自己吃了多少，就不會一直著墨在我吃不下的氛圍裡，這也是我覺得自己很高招的地方，一邊看搞笑劇，不知不覺真的可以吃下比較多的分量。

那天，我要出門買晚餐，從 11 樓到 1 樓大門後，傾盆大雨到像有人在大門口狂澆水，我站在騎樓等綠燈，打算以百米速度衝過馬路，這樣我就不會淋到雨，結果有位路人先生在我旁邊打開傘，問我要不要一起撐。

天啊！這也太像偶像劇情節了，可惜先生長得並不像偶像劇裡的男主角，所以我婉拒了他的好意，回醫院後，我跟小露說起這個浪漫的撐傘事件。

露：「我也好想交男朋友，妳覺得會有人喜歡光頭嗎？」「我覺得如果喜歡妳光頭的，那應該就是超級真愛，懂得欣賞真正的妳。」露：「我男朋友的條件是希望可以用樹葉幫我搧風。」

我聽到這忍不住翻了一百個白眼，因為三人房必須要靜悄悄，我憋笑到快要得內傷，小露說這樣很浪漫，下雨還可以用樹葉撐著，又不是原始人，現在連電風扇都有行動的，為什麼要用樹葉搧風。這起因就是我們看的搞笑劇裡面有一幕是這樣，讓小露羨慕不已。

既然無法改變治療辛苦的事實，只好讓生活儘量維持本來的樣子。我的幽默在這些治療的日子裡起了很大的作用，即使心疼的看著她兩隻腫脹到大小不一樣的手，我還能說出米奇的笑話來逗她開心，即使看著兩隻滿是針孔的手，我也能說出像滿天星空一樣美的話來安慰她。

很多時候心情影響心理，在整個治療過程除了小心翼翼看護之外，讓小露一直有好心情，每天大笑就是我的任務。

其實，我一點都不勇敢，也不想勇敢；可是，媽媽的身分讓我
不得不勇敢。

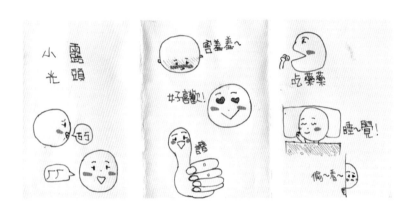

不是不哭，
因為眼淚沒有幫助。

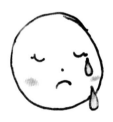

Part.5
人生的試卷
我也還在努力

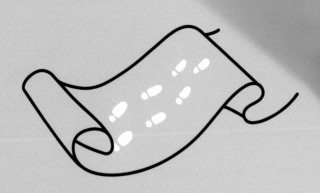

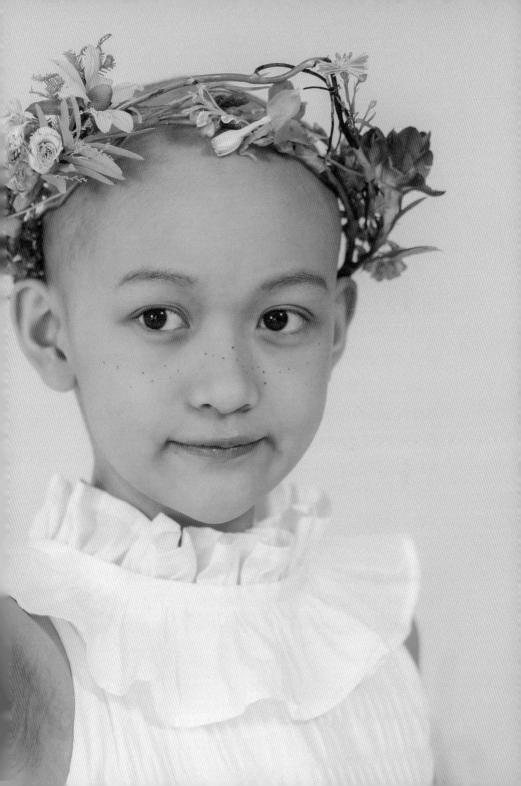

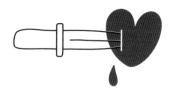

安慰的話就像把刀一樣不斷的割心

PART.5
1

以前我遇到朋友的家人生病時，我也很常說：「加油！」但當自己變成了生病本人跟家屬時，我真的不知道說出「加油！」這兩個字是安慰、是詞窮，還是真的不知道說什麼？

聽了 7749 遍的加油後，我歸納當「對你的遭遇感到同情，但又不知道說什麼」的時候，加油兩個字好像就是最安全的說法，其實對方也沒什麼意思，但是在特別敏感或是困難的時候，加油兩個字似乎也起不了多大的安慰作用。

「你辛苦了！」
「加油喔！」

這段期間我每天都聽到，不管熟或不熟的朋友，只要遇到對我說加油的，我幾乎都會略過，因為我覺得那是最不經大腦說出的打氣話，跟我很熟的朋友若是跟我說聲：「辛苦了！加油！

一切都會過去的。」我會在手機後暴跳如雷，都跟我熟到滾過去的交情，還會說出這種陌生朋友說的話，我實在很不解，我知道是關心，但是這幾句話真的在這種時候完全沒有意義也沒有幫助，就連幫忙推輪椅的阿姨都可以輕易的告訴我們要加油，我當然也知道，我們真的已經夠加油了，也不知道再加油會有什麼改變？

有天晚上，我的訊息傳來了：「只要你需要，我永遠在這裡。」一開始我以為是色情垃圾訊息，仔細一看發現是我的朋友，而且那個訊息讓很久沒掉眼淚的我紅了眼眶，我需要也不會告訴你，但是你讓我知道在這種艱難時期有人跟我站在一起。

在小露最常住院的期間，也是新冠肺炎疫情最嚴重的時候，每個人都好怕去醫院，我的朋友常常問我需要去醫院陪小露聊天嗎？需要送午餐嗎？收到這樣的訊息真的是心很暖，知道有人把你放在心上，隨時都被訊息關心著。

有次出院回家，我收到了很多口罩，裡面放著朋友寫的字條，「我知道妳沒空去排口罩，希望這些能幫妳節省一些煩惱。」後來三不五時就會寄來一些口罩，他說平時只有上班不需要用

到這麼多，所以都寄給我了，在這種時期收到這樣的溫暖真的讓人眼淚忍不住一直掉，大家瘋狂搶口罩的時候還有人願意把拿到的口罩送到你家，那是真的把你放在心裡一直想著你。

還有幾個朋友，訊息都不傳，卻直接把心意寄給我，寄了補身體的保養品、自己做的食物、食材等，讓我跟 25 要好好照顧自己，他們說：「我知道小露、小梨會被你們照顧得很好，但是你們的身體就交給我們照顧。」

我跟小露去住院的期間，25 跟小梨除了外食，有時候就是在家簡單吃，其實我真的很苦惱，我可以滷個肉讓他們吃一兩天，但是有時候住院 7 ～ 10 天真的只能讓他們亂吃。住在附近開餐廳的朋友，發現了每次我住院前都會先滷肉，他做了很多食物冷凍包裝後直接送到我家，讓小梨和 25 在那週每餐都可以好好的吃飯。

我真的很感謝這些細心的朋友們，在我還沒發出求助訊息前，就知道要怎麼幫助我，陪伴其實就是這階段最療癒的方法。這段期間我學會了更細心、更小心的說話方式，有些人拋出求救訊號或許不是太直接，細心一點就能找出對他最好的方式。

我是一個習慣把情緒往內心深處放，然後自己默默內化的人，表面上可以完全沒事，就像當我聽到小露罹癌要治療兩年無法上學，同時我還可以在另一群組跟朋友、家人聊一些八卦笑話。

這就是我，我很逞強，如果不說不會有人發現我不對勁，如果懂我就不會追根究柢想要戳破，而是默默站在一旁細心觀察和幫忙，我的倔強讓我擁有很多細心好友，這段期間沒有你們的幫忙，我真的很難這麼順利走過。

偶爾的負面情緒，
讓我可以更正面。

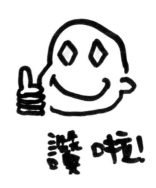

讚啦!

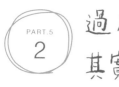

PART.5 2 過度的關心其實是負擔

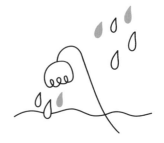

臺灣最美的風景是人，因為人人都把你當自己人在關心，相同的在某些時候，這樣的過度關心其實是沉重的負擔。

小露治療的消息，我們封鎖了將近 4 個月才對外公開，自己的家人則是在開始治療將近 2 個月後我才跟他們說，我覺得大家聽到這樣的事情都會想要做一些什麼，當什麼都沒做的時候就好像「我不關心你」。

公開罹癌的消息後，每天都有雪花般的私訊不斷寄來，有 1/4 跟我分享他們孩子的狀況，1/4 提供各式各樣神奇配方，1/4 滔滔不絕的告訴我，他們去問來的照顧方法，另外的 1/4 則是希望我線上問診。

我一度覺得自己根本是腫瘤科諮詢單位，很多人遇到身體有狀

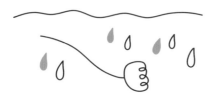

況的時候不是去看醫生，而是拍照給我或是跟我描述孩子的症狀，請我幫忙診斷是不是腫瘤？我真的哭笑不得，儘管每次宣導有問題請直接看醫生，但還是有很擔心的家長直接私訊照片給我，請我幫忙診斷，早知道我當初就認真一點念醫學系！

其實每個訊息我都感謝，後來我回頭想想，還好在治療 4 個月之後才公布這件事，若是在當下，每天晚上以淚洗面還要看一堆人教我怎麼照顧孩子，精神狀況可能也會一直持續崩潰和無法振作。

我印象很深刻的是有好多來信，字裡行間充滿了緊張，朋友的孩子生病了、鄰居的朋友的孩子生病了、以下省略各式各樣關係很遠的某個朋友的孩子生病……訊息裡會問我要不要做人工血管？血球低的時候怎麼辦？他應該要注意什麼？飲食要怎麼準備？會有什麼即將發生的狀況？

你們的緊張和幫忙，其實給當事人非常大的負擔與壓力，當初小露生病我最害怕收到的訊息就是：「我的誰誰誰也是這樣、他後來怎樣怎樣、又怎樣怎樣、然後怎樣怎樣。」（以下省略 100 個怎樣），這些緊張的關心和到處蒐集來的資訊，對當下

的我們並沒有幫助，反而造成很多負擔和壓力，不管你的誰怎樣，都不代表我的孩子也是這樣。

不要教照顧者怎麼照顧孩子、怎麼吃，更不要給任何建議，我也收過一長篇飲食注意事項、心靈照護事項、穿著事項等，照顧的細節專業醫護人員都會告知，孩子治療時期的狀況只有照顧者了解，對於化療中血球降低更是要小心照料，熱心蒐集的資訊，除了增加照顧者的負擔之外，真的沒有任何幫助。

親友團們，不要急得像熱鍋上的螞蟻，非得要做些什麼才有存在感，最好的關心就是悶不吭聲的陪伴。

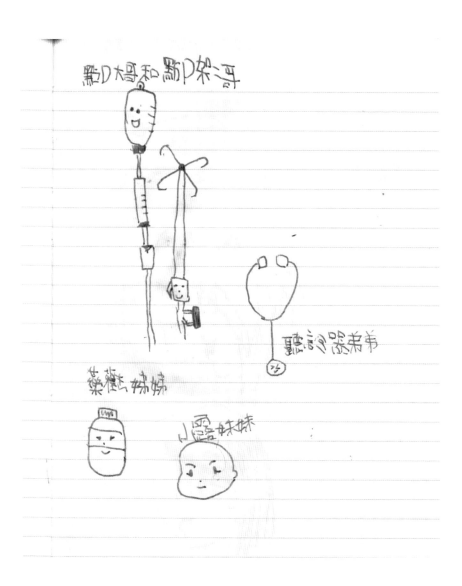

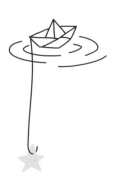

PART.5

3

我好，

你們才會更好。

媽媽這個角色在整個家庭裡扮演的位置真的太重要，會影響整個家庭每個人的性格，在經過這次小露生病後我更加確定，只有我好，你們才會更好。

一直以來的日常生活我都很做自己，去美髮院、去運動、和朋友喝咖啡、去公司上班等等，每天送孩子上學後我就覺得自己好像恢復單身，做自己喜歡的事情，等她們放學後我再做回媽媽的身分。小露住院的前幾週我也很不能接受，住院期間我每天蓬頭垢面、憂愁滿面，夜深人靜就是眼淚鼻涕掛在臉上，白天眼睛腫到很像半夜去打架，在醫院裡懶得打扮、懶得化妝，整個人狼狽到一看不是生病就是陪病的人。

直到有天搭電梯，看到鏡子裡的自己，我都快要不認得自己了，我怎麼可以把自己過得這樣悲慘？日子已經慘了，還要把自己

的生活跟著一起慘？

生病治療是事實，生活是未知的變數，如果因為無法改變的事實，而把自己的生活也過得這麼痛苦，那治療的日子不就會更加辛苦？這段期間我只記得鼓勵小露，卻忘了自己以前的樣子，面對這樣的辛苦我不是更應該活得精神奕奕，才能陪著小露一起走過最辛苦的時刻。

在住院的日子，每天醒來一樣化妝，讓自己看起來精神好，不能去健身房，我就把彈力帶帶到醫院，有空的時候就練一下核心。有次讓小露腳上套著彈力帶增加大腿肌耐力，她推著點滴架，腳又套著彈力帶走路，護理師一進門看到她的模樣大吼：「媽媽，妳這樣不行啦！她如果跌倒會很危險。」「喔！原來這樣會有危險喔！？」

偶爾小露午睡的時候，我就和朋友約在附近喝咖啡，也去醫院附近洗頭，在醫院視訊開會更是常態，我讓我的生活即使在醫院陪著小露也儘量正常，有次敲 25 來醫院附近，小露以為爸爸來是要看住院的她，結果沒想到我跟 25 約在外面的咖啡店喝咖啡，小露生氣的說：「妳真的很誇張欸。」

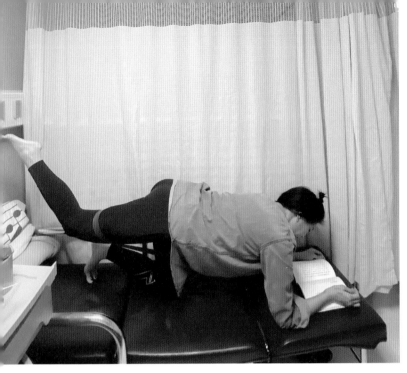

在醫院是我生活最規律的時候，早睡早起還有很多時間可以自主運動。

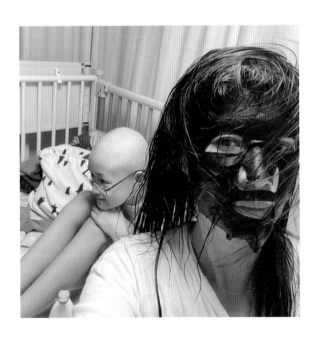

每天晚上洗好澡，我都會敷面膜，輪到敷黑面膜時，護理師進來我只能一直背對，不然怕一轉頭就嚇到人家。

我希望不是一直提醒小露要正常過日子，而是自己也要過著正常的生活，這樣的改變之後，我發現自己心情愉快，而且小露心情也會跟著一起變好。下午出門和朋友喝咖啡，她會請我幫她帶本書或是小點心回來，她似乎也很享受即使在醫院，我們都還是正常的過著生活。

既然都要住院了，就要好好度過在醫院的生活。我常要小露想像醫院是飯店，還有專屬護理師和醫生，重點是健保房還免費，真的是很棒的福利。雖然有時候治療會不舒服，但是舒服的時候我們不要想著自己是病人，要想這是我們母女難得單獨小旅行這麼多天，一起珍惜這個以後會特別難忘的時候。

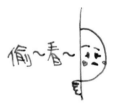

偷~看~

其實我不勇敢，只是不得不勇敢。

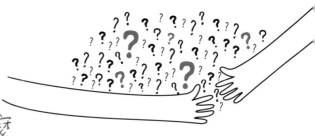

為什麼
我要感到自責？

我該感到自責嗎？為什麼我要感到自責？

公開小露生病的消息後，我的訊息裡除了無數的救命仙丹清單之外，就是收到很多希望我不要自責的祝福，大家都是出自對我們的關心，但我不懂的是，大家安慰的為什麼是要我「不要自責」？

我仔細想了一下「妳不要自責」這幾個字，在臺灣社會對於「孩子生病＝母親的責任＝沒照顧好的責任」，所以孩子生病，媽媽應該感到自責，這樣才是合理的狀況。但是簡單的幾個字，卻對媽媽幾年來的拉拔和照顧完全抹煞，我疑惑著問小露：「我應該要感到自責嗎？」

小露：「什麼是自責？」
凱莉：「大家都覺得是我沒照顧好妳，所以才會生病。」

???

她聽完噗哧一笑，然後就沒回答我，我想她也對於這樣的問題感到可笑，在她心裡我雖然不是 100 分的媽媽，但也絕對不會是不及格、需要感到自責的媽媽。

沒有不愛孩子的父母，誰都不願意見到孩子生病，若可以我也想代替她躺在那邊抽血、扎針、麻醉，也不想要陪在一旁淚水無止盡的掉。

臺灣的傳統觀念裡，父母生病就是子女不孝，孩子生病父母要感到自責才合理，我實在不懂為什麼一旦有家人生病，就要把責任歸屬到某人身上？

每個人都是個體，不管是遺傳還是外在的原因，只要活著就有病痛的風險，實在不能把病痛合理的歸到他人的責任上。

「妳就是只顧工作沒把孩子照顧好才這樣。」

這句話在我心裡像是一把利劍，這也是為什麼當時小露確診開始治療，我選擇先別跟家人說，因為他們說出的每一個字都很可能踩到我的痛點，讓我崩潰。我不認為我沒有照顧好孩子，

白天各自上學、工作，但晚上都盡量回家煮飯陪伴，雖然我常自嘲是 2 分媽媽造就 98 分孩子，讓她們很多事情都可以獨力去做，甚至做得比我好，訓練她們的責任感，但我就真的什麼都沒做嗎？

從小她們兩個吃的比我營養、睡眠充足、盡量不外食、飲料零食幾乎都不碰，一直到 8 歲、10 歲要吃餅乾種類還會問我，連洋芋片都是被我禁止的食品，而且我還每年招待她們出國放鬆心靈、學習新事物。這樣的我，應該要自責嗎？！

我怎麼想都覺得對我太不公平了。我沒有虧欠我的孩子和我自己，我做自己想要做的事，也照顧好孩子，但她生病並不是我做不好或是照顧不周，這些「妳不要自責」的話或許只是想安慰我，但在此時此刻只像是一把利劍，把所有責任指向我，真的不需要。

在網路上溝通了我不自責這件事，沒想到意外的收到很多迴響。有個媽媽說當我發布小露生病的消息，她的孩子也剛確診發展遲緩，正在心理治療中，她非常的自責，每天以淚洗面，覺得自己陪伴、照顧一樣都不缺，怎麼會發生這樣的事？

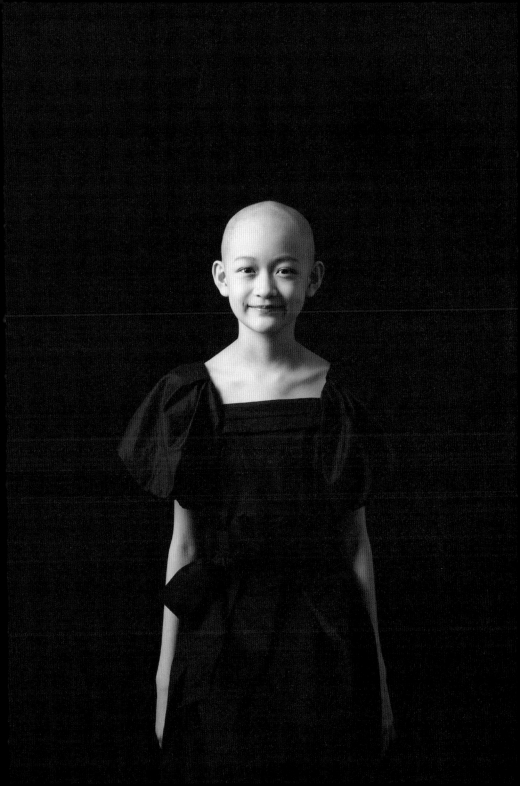

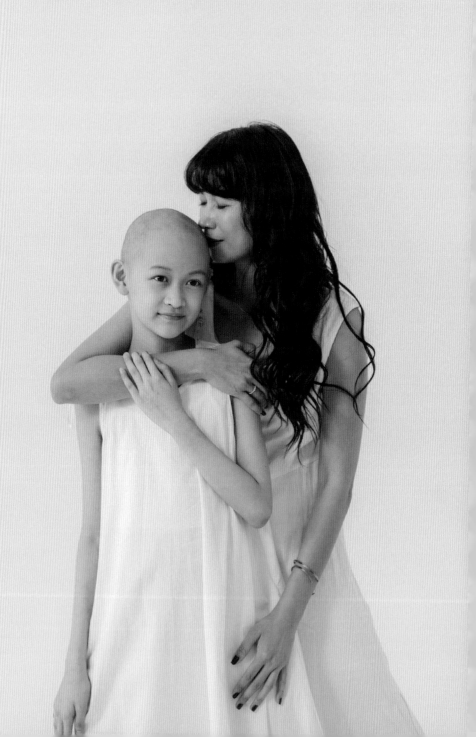

她自責到每晚失眠、情緒不穩和先生吵架，什麼事情都沒有辦法專心做，不明白自己做錯什麼孩子才會生病，後來她看到我「為什麼要自責」的文章，突然開竅了，她寫信謝謝我，說這句話好像一把鑰匙，把她從罪惡的深淵解救出來。

她沒有少愛孩子一天，為什麼孩子生病她要覺得有錯？後來發現旁人沒人告訴她「妳沒錯」，而是一直安慰她「不要自責」，搞得她整天心神不寧，覺得自己好像應該要每天以淚洗面才能贖罪，直到看到了我的文章，才突然想開，這一切並不是她的錯，應該要繼續原本的生活而不是在一直自責。

沒有想見到孩子生病的爸媽，沒有想見到爸媽生病的子女，不管是誰生病，都不需要把責任歸在某個人身上，更不用攬在自己身上，維持原本的生活才是此刻最必須做的。

我問心無愧養孩子，為什麼要自責？

笑著不代表我不在乎

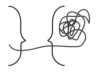

做了多少努力才能輕鬆面對所有事情，花了多少力氣我才能面對緊張的事情自嘲？

不了解我的人會覺得我少根筋、是生活白痴，但熟識我的人會發現我根本不是少根筋，是完全沒有神經。對工作我可以嚴格苛求，可是對生活我可以很放鬆，鬆到好像什麼事情都可以笑笑帶過，我真的是生活白痴，而且常忘東忘西到小露、小梨必須要很謹慎的處理自己的日常生活，也或許我太習慣這樣的遺忘生活，常分享自己的糊塗和烏龍，因為我覺得自己怎麼可以這麼不像媽媽，輕鬆的在養著孩子。

有次 25 陪小露住院，我和小梨要去接他們回家，把家裡門關上後才發現車鑰匙、家裡鑰匙都沒有帶，小梨第一時間就說：「快打電話給爸爸，他一定有辦法。」我覺得小梨有在想怎麼解決，雖然解決的方法是打給爸爸，但至少有自己思考、也試著想辦

法，讓我覺得很開心。

那晚，有位讀者發了訊息給我，提醒我這種丟三落四、健忘的個性不改一改，以後某天孩子就會開始討厭我，一輩子會恨我。所以請我做好自己，不要造成孩子和家人的困擾和負擔。

我不覺得健忘會造成孩子討厭我，如果打從心裡討厭父母，主因也不會是他常常忘記帶鑰匙或是忘了帶錢出門，或許有一些記憶深刻的點讓孩子不喜歡，或是情緒勒索、處處都幫孩子做好決定，孩子根本沒有自主權，這些都遠比健忘的父母來得更令孩子懼怕。

假裝不會其實不難，可是放手讓孩子主導一切真的很難，當孩子知道自己的意見在每次的決定上都是重要的，而不是爸媽隨便問問或是根本不問，當他們知道自己有主導權後就會學著思考。小露在治療的期間哭著問我：「為什麼治療這種事不是問她要不要？」

我聽到她這樣問又驚又喜，開心的是她知道不管我們要做什麼決定，都會先問過她跟小梨的意見，包括旅行、學習等等，都

是經由她們的討論同意才會進行，但是治療這件事情我們沒有選擇，只有治療才能讓小露的癌症消滅，所以我們根本無法做要不要治療的討論，能討論的是在治療期間該怎麼度過，才不會是漫無目的的等待。

在兩個階段化療治療完後，有位採訪編輯問小露：「這段期間辛苦嗎？」

小露：「非常辛苦。」（苦笑）

編輯：「是什麼支撐妳勇敢的接受治療過程？」

小露：「因為媽媽說放棄治療就會死掉，我還有很多想做的事情，所以我要勇敢治療好。」

編輯：「妳媽媽真的很另類。」

我只是照實的告訴小露，有時候孩子能承受的比我們想像的多，知道的也比我們想像中的多，瞞著他們誘導一步步往前走並不會比較好，講開了我們才能一起想辦法走過這段辛苦的治療期，互相陪伴達到目標，而不是一直說謊騙孩子。

治療到後期，小露每次要治療前都會上網找資料，她知道自己吃的藥物是在抑制什麼、有什麼作用，她做的功課比我仔細，

了解癌細胞變化的知識也比我多，她面對自己的疾病並積極了解，才能在治療時更知道這些無法逃避，只能好好面對，然後康復。

我笑看每件事，並不是因為我不在乎也不是我多另類，在小露第一次開口問我：「媽媽，我這是癌症嗎？」我自己都不想說出這個困難的字詞時，該怎麼告訴她：「妳就是。」

在多少個無數哭泣的夜晚，我花了很多時間內化、練習，才能在遇到困難時，用輕鬆的笑容面對這些事，我相信這樣輕鬆的面對事情，會帶來更好的結果！

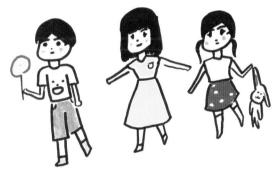

我和孩子是一起相依強大，
而不是托著他讓他強大。

小露：
樂觀的媽媽

我也不知道為什麼
我的媽媽總是可以那麼樂觀，

每次要去醫院，我都會很害怕，可是她都和我說：
「妳就把醫院當成飯店住，比較不會害怕。」

我心想：「可是去飯店又不用打針。」

而且飯店也不會有一個消毒水的「醫院味」，
可是她就是可以抱著度假的心情陪我去住院，

每天我們起床時，左右鄰居都還在睡覺，
媽媽有時候會為了很想吃的飯糰一早衝去買，
不然就是上網找醫院附近好吃的早餐店，

一個人去吃了一兩個小時才回來，她想吃的早餐都是我不能吃的食物，可是她就很樂在其中，常常消失一兩個小時才會出現，護理師都知道：「妳媽媽又去逛街了喔？」

媽媽很誇張的是，明明在醫院裡都強制戴口罩，只有我可以看見她的全臉，可是她還是堅持每天起床都要化妝、擦睫毛膏，

我都不知道她到底化妝給誰看，但是比起其他媽媽素顏、憔悴的臉，我覺得我的媽媽看起來很有精神也很美麗。

到了治療後期，我發現媽媽的樂觀也有好處，讓我的生活不會一直沉浸在生病的陰影下，而是在一個充滿歡樂與笑聲的環境裡，度過我痛苦的化療過程。

PART.5
6

虎媽&良師益友並存的關係

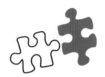

我對小露、小梨的教養一直非常嚴格。

我是個沒辦法接受自己懶散、沒計畫生活的人,所以對孩子們的教養也是一樣,適當的嚴格、適時的糊塗,在收放之間其實虎媽和良師益友是可以並存的。

有次我們隔壁床住了一個 6 個月大的寶寶,寶寶不會說話只會哭跟笑,有時候治療的不舒服會讓他嚎啕大哭半小時,又或是媽媽去洗澡只剩下保姆和寶寶,分離焦慮也會讓寶寶狂哭。

有次媽媽從浴室裡連頭髮都來不及吹,就濕淋淋的衝出來哄寶寶,她低聲怒吼著:「愛的教育都是假的,哭成這樣怎麼可能愛的教育。」

又有次寶寶哭到媽媽又忍不住低吼：「什麼徹底實施愛的教育，叫你爸來照顧你半天，看他還會不會堅持貫徹愛的教育。」

我跟小露對看後忍不住一直笑，新手媽媽真的很有趣，我不知道她愛的教育可以維繫到什麼時候？

我從孩子還沒生出來就不打算用愛的教育，但是打罵教育倒也不是我想採用的，我自己是在打罵教育下成長的孩子，到我結婚後才對爸媽釋懷。對小露、小梨的教養，我沒有設定一定要哪一種，適時的體罰也是有必要的。

很多爸媽因為孩子不舒服就放縱，對小露我沒有放縱過她，規定她在醫院還是要早睡早起，還是要學習、要閱讀，不要因為住院就什麼事都不做，而要做好隨時回學校的準備。

旁人會覺得我對小露很嚴苛，有時護理師說點滴拔掉可以自由休息了！小露還會說：「我要寫作業，因為拔掉點滴就沒藉口了。」

事實也是這樣，我對小露住院的生活還是一樣嚴格，並不會因

為心疼而放縱她，但是反過來，陪著她住院的日子也更加親密，我是一個嚴格的朋友，可以開玩笑、可以很糊塗，也是生活白痴，讓小露在住院的時候還要分心照顧我、夜晚幫我蓋被、提醒我要吃飯。

她可以開我玩笑、可以糗我、可以罵我，但是在計畫和功課上，我們的角色就會變成變成互相監督對方。她在住院的時候閱讀量暴增，除了感謝很多出版社和朋友都送了許多書讓小露消遣時間，有時帶去住院一週的書，她不到三天就閱讀完畢，還會催促我出門去買其他讀物，對於她龐大的閱讀量，我真的很開心也很佩服。

有本我原本要自己看的親子書，小露提前看完，她邊看邊有感的跟我分享作者寫的文字，作者對她的女兒說：「如果有天妳想自殺也沒關係，但是一定先要回家跟媽媽說再見。」

結果她女兒有天遇到挫折想要臥軌自殺，想起了和媽媽的約定，所以先回家跟媽媽說再見，也就此打消自殺的念頭。小露一邊跟我分析作者的心態、女兒的想法，然後結論是：「妳應該要好好看一下這本書。」

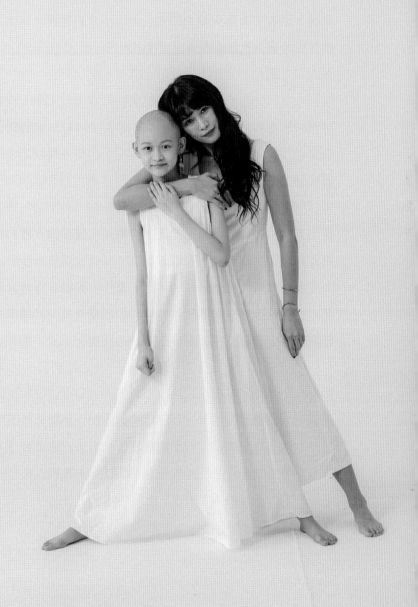

對啊!這本來就是我要看的,誰知道小露看書速度太快,所以她看完之後我就直接問她感想,不用自己看了。

也有一些書是我看到一半她接手直接整本閱讀完畢,我們會針對裡面的章節和有趣的故事討論。和孩子維持這樣的關係我感到開心,我們是可以一起分享心事、工作和一起擬定學習計畫的良師益友。

幫小露安排課程的時候,她也不會拒絕,護理師大概會因為她掛著點滴還要寫作業、要視訊上課,有時會問我為什麼這麼努力?很多孩子住院就是好好休息,還要上課跟寫作業真的很少見。但我跟小露有共同的目標,在治療之外有時間就學習,做好隨時可以回學校的準備,這樣才能不慌亂。

治療期 730 天,現在已經治療一百多天,如果血球狀況良好也不無可能可以提前回學校,我要小露謹記,如果醫生說下週可以回學校,妳準備好了嗎?隨時都要告訴自己準備好了,才不會回學校才發現,自己因為治療中斷太多學業而跟不上。

只有努力準備，
才能輕鬆應付。

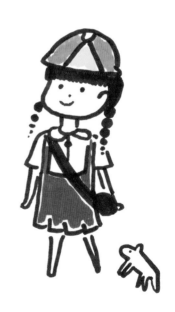

治療中的飲食

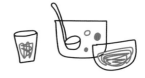

小露確診癌症時，護理師對我們的飲食衛教讓我哭笑不得，護理師交代的很多食物我們本來就不吃，所以衛教後護理師也很放心。

有很多食物在化療中是完全不能碰或儘量不要吃的，醫生建議包餡料的食物像是泡芙、銅鑼燒、奶油餅、夾心餅乾等等，還有果醬類，這些都怕不新鮮或是變質了不知道，一般人吃了可能沒有問題，但是化療的孩子在治療過程中血球指數太低就有可能會拉肚子，生食、蜂蜜也絕對禁止，因為蜂蜜怕會有肉毒桿菌引發不適。

我們遇過一個孩子是阿嬤來接替照顧幾個小時，讓孩子晚餐吃了涼麵，結果當天晚上就開始發燒，因為涼麵細菌指數非常高，如果又是夏天沒有保存好，對血球正常的人來說是無所謂，可是對於化療中的人就會很有殺傷力。

小露平時吃牛排都是七分熟，在化療過程被禁止後，我只煎過一次全熟牛排給她吃，她就再也不吃牛排了，之後的牛肉處理我都是燉湯，比較軟嫩她也比較喜歡。

所有的食物都必須全熟，不吃隔餐，如果是外食一定要攜帶自己的餐具，因為怕外面餐盒會有發霉或是細菌的風險，所以我們如果真的要外食，一定會帶自己的餐盒出去，回醫院要吃之前會再微波 3 分鐘滅菌，才給小露吃，所有餐具要使用前，也都會用 100 度的熱水燙過才會使用。

在家裡，小露的餐具有一套自己專屬的，吃完不進洗碗機，醫生建議手洗，連洗碗海綿都獨立，不要跟大家一起混著用，我們還去買了醫療級的奶瓶消毒機，讓小露的餐具每餐使用後都用熱水燙過再進消毒機消毒。

我們在家裡的飲食大多是自己煮，除了滴雞精之外並沒有額外補充營養品，全都以原型的食物為主，小露剛開始罹癌時，我很緊張買了很多食譜書，後來她開始吃不下食物，我又買了很多果汁書。

每次花了很多時間弄出來，她都只吃一點點，然後我就會氣得半死，因為我可能煮了兩個多小時的湯，她卻只喝一口就飽了，我知道她不是故意這樣，但難免心裡會覺得也太過分，看我忙進忙出至少也要多喝一些。

醫生和營養師都建議營養均衡就好，不用勉強她吃，也不用一定要吃營養品補充，大概一、兩個月之後我才真的放寬心，我給小露的飲食原則就是蛋白質優先、澱粉其次、蔬菜最後。

這不是一定的規則，只是在小露吃不下，食慾很差的狀況下，如果她只能吃 5 口，那我會請她通通都吃肉，大量的蛋白質是她在化療過程中最需要的，牛肉、羊肉、雞肉都是她在治療中最常吃的食物。

關於黏膜修復，我真的很幸運有位很好的朋友開餐廳，他是營養師出身，說黏膜修復最好的食物就是高麗菜、紅蘿蔔和木瓜，若真的吃不下，建議可以把高麗菜、紅蘿蔔打成泥加到湯頭裡面煮，這樣同時也會有修復的功能，這作法真的太聰明了，所以有時候小露想喝蛋花湯，我的湯頭也都是用高麗菜加紅蘿蔔打成泥再煮湯。

番茄牛肉麵是小露每次出院後都想吃
的，用大量番茄和牛肉熬的湯頭能補充
鐵質、鈣質和多種維他命。

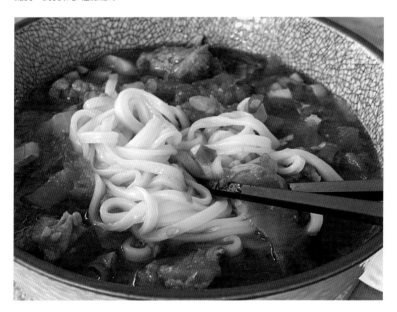

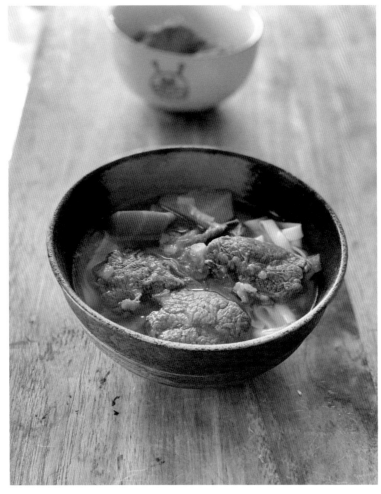

清燉牛肉湯，單純喝湯補氣，也可以把高麗菜打碎後加入湯頭一起熬煮，紅蘿蔔和高麗菜可修復化療中破掉的粘膜，牛肉補鐵和蛋白質。

很多人都會害怕木瓜的味道，包括我自己也是，小露黏膜破洞最嚴重的一次，我把木瓜一滴水不加打成泥，讓她直接喝泥也比較沒有味道，修復的效果也很好。

因為所有的食物都要剛出爐，想吃麵包也必須要剛出爐的，所以大部分的早餐都是我煮給她吃，早餐很常幫她用滴雞精煮海帶蛋花湯，這裡面有鐵質、蛋白質，非常營養，如果她食慾還不錯就會配一點白飯、麵或是饅頭。

午餐、晚餐我也都是準備大量的肉，最常做的就是羅宋湯和番茄燉牛肉，這兩道湯有菜、有肉，我覺得非常方便，羅宋湯的湯頭建議可以把西洋芹、紅蘿蔔、高麗菜部分打成泥加到湯頭裡，喝的時候也有滿滿的營養。

在營養師朋友的建議下，羊肉是肉品補充的第一順位，可以讓化療中的人儘量多補充，如果在療程中真的沒有食慾，建議也可以給一點氣泡水，小露有幾次全身麻醉的副作用都是想吐，讓我想起自己懷孕的時候想吐都會喝一點氣泡水和蘇打餅，那幾天真的副作用太強，我就會讓她喝氣泡水，舒緩一下想吐的感覺，多少可以吃得下一些食物。

後記

我要感謝「時寓」營養師朋友 Joel 的幫忙，因為我很怕羊肉的味道，煎羊排對我來說已經是極限，要我燉羊肉湯真的沒辦法，Joel & Peihwa 在店打烊後幫小露煮了很多羊肉料理，燉羊排、羊肉羹、羊肉湯等，連獅子頭都用高麗菜和紅蘿蔔等修復黏膜的好食材包在裡面，滅菌冷凍後寄給我，讓小露可以在治療的過程中補身體。

我都笑稱他是大長今，每次他都可以第一時間針對小露的狀況，提醒我多用什麼食材讓小露修復身體，加上他營養學背景又是廚師，還會教我怎麼料理可以讓吃不下的小露多吃一些。我每次看到他宅配來的冷凍包裹都很像是娘家媽媽寄來的，一大箱裡面有湯、有料理、有羊排等，真的是在小露化療期間最感謝也最感動的事。

還有很多朋友們默默的付出跟關心我們，無法一一傳達我們的感謝之意，小露生病期間，我們一直都被大家照顧得很好，也很謝謝所有人把我的孩子當自己孩子疼愛，人生裡有這些朋友我真的很幸福。

朋友 samantha 說：「一個人的勇氣要多大才能經得起這樣的

人生考驗！其實妳一點都不烏龍，妳的烏龍來自於大而化之，有無限量的力量去面對更多的挑戰，幸運及不幸只在一念之間，而妳永遠選擇正面挑戰。妳的狼狽不喜歡人知道，也不想讓人看到，但是我想說：『妳們都好勇敢，可以認識妳成為妳們人生的小小一部分，讓我時時刻刻都覺得很光榮！』妳的笑是帶著淚，我們都知道，但是沒有關係，妳還有我們，會一直陪妳哭陪妳笑、陪妳烏龍，更會幫妳擦掉眼淚，到今天才知道妳的烏龍是老天爺給妳的 gift。我們都很愛妳！」

謝謝所有親愛的朋友們，能在這種低潮時刻被大家好好的照顧，真的充滿溫暖。

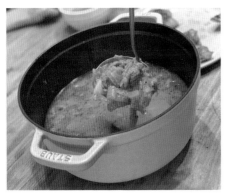

羅宋湯是一道對於吃不下的人說很棒的湯料理，裡面有滿滿的蔬菜和牛肉，對於吃不下的病人來說，喝一小碗就有足夠的營養。

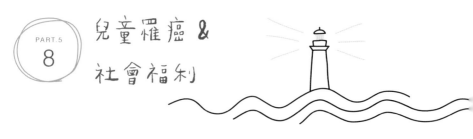

在兒癌病房裡，我們真的是新手爸媽，住院初期來了非常多人，
我就好像諮詢中心一樣，一個接一個的來面談，包括兒童心理
輔導師、社工、營養師等等，大家都給了很多建議跟幫助，可
是一時湧進太多資訊，我完全無法吸收。

社工帶了很多資料來給我，小露的狀況可以申請重大疾病的證
明之外，還可以透過兒童癌症基金會申請補助，看著基金會的
名字，我突然很感慨，這單位我捐款好多年了，沒想到有天我
自己會用到，社工說很多藥品都是從基金會直接撥預算給兒癌
單位不是透過政府，所以這單位對於兒癌家庭幫助很大，治療
中的兒童還有補助金可以申請。

另外也跟小露的學校告知她兩年無法回學校，我想申請在家自
學並且保留學籍，因為她將來要直升國中，我也怕學籍喪失後
會很難考，學校老師很熱心的幫忙，說政府有輔助專案，針對
這樣無法來學校就讀的孩子，讓老師到家裡教學把進度補上，

鐘點費由政府負擔。如果不是遇到這樣的事情，我都不知道原來我們納稅的錢幫了這麼多的家庭。一開始我也擔心這兩年的醫療費用，醫生說這些都是健保給付，除了幾種藥我們選擇自費，但也只是一個月幾千元，加上我們住健保房，所以負擔不會太大。感謝健保的一切，讓很多兒癌家庭在醫療負擔上不用太擔心，因為兒癌病房幾乎都需要有一個人在這裡陪著孩子，雙薪家庭這樣就少了一筆收入，若是還要負擔醫療費用真的會壓垮一切，自己遇到才知道健保有多重要、有多好。

兒童癌症補助資訊：

● 中華民國兒童癌症基金會：18 歲以下癌症病童申請補助額，可洽醫院社工。

● 學生平安保險：保險補助額，可洽就學學校。

● 教育部學產基金：家庭年收入低於 200 萬可申請補助，可洽就學學校。

● 重大傷病卡：可減免治療期間的掛號費，可洽醫院社工。

● 床邊教學：在學學生長期住院可提出申請，讓治療的過程學習也不間斷，可洽醫院社工。

● 中華民國喜願協會：若有想要的禮物可以在官網提出申請。

● 癌症希望基金會：可租借頭巾、假髮。

PART.5

9 兒童常見 10 大癌症

要不是小露生病，我們進到兒癌病房治療，我真的沒想過有這麼多的孩子受到癌症的折磨。我一直覺得癌症專屬於成人跟老人，但其實癌症不分年齡、老幼，每個人身體裡都有潛在的癌症因子，只是看有沒有被誘發出來，以小露得到的淋巴芽性淋巴癌來說，不是遺傳、不是環境因素，更不是飲食。

有可能是壓力、病毒感染、體質等等，到目前為止，淋巴癌的發生原因都還沒有很清楚的根據，所以只能靠平時多加留意。很多孩子表達不完整錯過了黃金治療期，如果爸媽能多注意孩子的狀況，提早發現異狀就能提早治療。根據中華民國兒童癌症基金會多年的統計，臺灣十大常見的兒童癌症如下：

臺灣十大常見的兒童癌症：
1. 白血病。
2. 腦瘤。

3. 惡性淋巴瘤。

4. 神經母細胞瘤。

5. 生殖細胞腫瘤。

6. 惡性骨肉瘤。

7. 軟組織惡性腫瘤。

8. 威爾姆氏腫瘤。

9. 惡性肝腫瘤。

10. 視網膜母細胞瘤。

兒童癌症九大警訊：

1. 淋巴突然腫大：卻沒有疼痛感，就應該儘快就醫。

2. 臉色蒼白：並不是因為營養不良或是貧血症狀導致。

3. 身上有瘀青、出血：不是因為碰撞的關係，而是身上莫名的出現瘀青、出血症狀。

4. 莫名的高燒：忽然持續高燒不退，也找不出原因。

5. 身體疼痛：像肚子痛、關節、骨頭、頭痛等持續發生。

6. 不明的腫塊：有可能因其他病毒感染所致。

7. 肝脾腫大：食慾不振、肋骨下可明顯摸到硬塊。

8. 神經方面：常跌倒、走路不穩、嘔吐、頭痛等。

9. 眼睛有異常的反射光：眼裡突然有白色的物體，有可能是病變。

有以上症狀都應該直接就醫並會診小兒血液腫瘤科。（資料來源參考「中華民國兒童癌症基金會」）以上的兒童癌症有些很明顯，有些卻很容易被忽略，小露的淋巴癌是小兒很常見的癌症，通常是腋下或是頸部的淋巴突然腫大，小露的狀況是左邊脖子突然腫起 2 公分的瘤，反反覆覆的變大、變小。在孩子發育期間可能會因為病毒感染或是細菌感染造成淋巴腫大，但是如果突然持續腫大又沒有疼痛的感覺，那就要儘快就醫。

還有像是成長中的孩子常常喊骨頭痛，若是家長誤以為是成長痛延誤了就醫，有可能癌症細胞就此擴散到其他的器官，在小露生病期間，我收到很多讀者的訊息，都是找我問診的，拍了孩子的照片給我看，問我這樣需要去看醫生嗎？

如果你看完這篇文章感到有疑慮，應該直接就醫，而不是在網路上找更多的文章來說服自己沒事，或是拍照請我判定是否需要就醫，我畢竟不是醫生哪！有位海外的讀者寫信告訴我，他看到小露抗癌的影片，發現自己頸部也有顆跟小露一樣的瘤，問我怎麼辦？我請他立即就醫，不管良性、惡性或是淋巴發炎這些都是我跟他沒有辦法判定的，他說他今年 12 歲，跟爸爸媽媽說了，但是爸媽都以為他無理取鬧，並沒有正視他的問題，

所以他才會發訊息問我怎麼辦。他在向我求救,因為爸媽不相信他。我請他把影片給爸媽看,如果當初我們沒有在一發現腫瘤時就醫,可能就錯過了黃金治療期,他持續的跟爸媽溝通了三週左右,有天很開心的跟我說,他爸媽終於帶他去看醫生了,醫生告訴他沒關係,過一陣子就會消炎,他也放心了。還好他沒事,還好他的爸媽最後正視了這問題。

也有一位長期定居海外的媽媽,她說孩子長期胃痛,但海外約診手續繁瑣,去看小兒科、吃胃藥將近一年的時間,還是不見好轉,最後才發現胃裡有顆將近 20 公分的腫瘤,如果一開始醫生也細心一點,這腫瘤就沒有機會長到這麼大。

從以上兩個例子來看,我真的要誇獎一下臺灣的醫療團隊,真的是非常溫暖也非常的棒,在健保體制下有很多醫療都是健保給付,加上基金會的補助,真的讓醫療費用減輕不少。

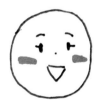

多一點細心,
就能儘早發現問題。

小露：
給大家的一封信

· 給醫生叔叔和護理師姐姐的信

謝謝醫生叔叔幫我找到了治療方法，
讓我可以快點恢復健康。

也謝謝護理師姐姐們
每次會在我上針時很有耐心的安慰我。

· 給老師同學的信

謝謝老師
在我生病的期間常常關心我，
還錄製影片讓我可以和同學們
上一樣的課不至於落後。

謝謝同學們
一直幫我抄筆記和寫卡片給我，
我一定會超快回去的。

· 給家人的信
謝謝你們一直陪在我身邊照顧我，
不好意思讓你們的生活突然來了一波大浪，
而且之前要量尿時，半夜還要一直起來。

幸好生病的人是我，才能擁有這麼多的照顧。

· 給所有一直在我身邊默默守護我的人
謝謝你們總是在一旁幫我們加油打氣，
如果沒有你們，我們很難走到今天。

謝謝大家，辛苦了

後記：
600 天的鞏固期要怎麼計畫？

小露的治療療程是兩年，聽起來很久，可是一晃眼就過了。

我跟小露討論，把治療期拆成週計畫，每週都有目標，日子就會過得很快。我下載計算時間的 APP，情侶 APP 是用來計算甜蜜交往日，我們是用來計算辛苦化療日。

看著日子從 1 到 130 天，2020.07.17 是我們結婚 15 週年紀念日，也是小露化療打下最後一滴藥劑的日子。這 130 天打了無數支化療針，有三分之二的時間都住在醫院裡，130 天真的很辛苦，但是我們順利完成了。

接下來的 600 天進入了鞏固期，小露定期到醫院回診、半年做全身檢查追蹤，其餘時間在家吃化療藥即可，但 600 天不上學的日子預計要怎麼過？

小露剛發病的時候，我很認真的跟她說兩年真的過很快，不用去學校讓妳多了很多學習的時間，除了原本學校的功課之外，還可以報名其他學習課程，從中找到自己的興趣。

她規定自己每天 7 點起床，先做 20 分鐘的快走運動，讓心跳130 以上，這點我覺得很不容易，若是我知道自己整天不需要出門，就會放過自己早起，但小露從治療以來幾乎很少睡到 8點，讓自己持續保持早起和運動，讓身體循環快，加速代謝，對於食慾也非常有幫助。

除了讓心跳加速的有氧運動之外，我和小露還一起去上了空中瑜伽，我想增加小露的肌耐力和核心，因為她的手部血管在化療過程中變得僵硬和容易疼痛，諮詢過復健科醫生，醫生建議要多做手指張合運動，並且高舉過心臟或和心臟平行，才能讓手部神經運動，舒緩血管壓力。要小露平時沒事就張合，很可能會常常忘記，所以我們一起去上了空中瑜伽，除了伸展身體之外，手部的抓力也運用得非常得當，我覺得是一個很棒的復健運動。（咦）

另外像是烘焙課程也在我們的計畫裡，等小露血球更穩定些就會開始安排。我告訴她，我們認真上課，有機會就去考烘焙執照，即使以後不做甜點，但是妳已經有基礎外加拿到執照，就是一件在治療期間很了不起的認證。

我承認這點我真的想得很樂觀，治療期反正不能上學，有機會可以學習一些有興趣的課程，說不定日子會過得比在學校更加有趣。

至於學校的課業，除了老師幫忙錄製五個科目每週的教學影片之外，我也另外幫她找了國文、數學、英文老師，數學還是按照學校進度在上，小露五年級暑假就已經先開始上六年級的課程，還會幫她的好朋友提前預習，以前她在學校數學成績一直很不好，後來請數學系的朋友幫她當這期間的家教，我覺得老師幫她開啟了對數學的信心，數學邏輯也進步非常多，這真是我始料未及的結果。

小露從生病第二週就跟著英文家教老師學習，她的英文口說從結巴狀態到可以很順暢的把句子念出來，過去在學校英文成績也不是很好，甚至挺爛的，英文老師把她的文法、發音全都砍

掉重練。治療期間小露最固定上的課就是英文，一週 2 ～ 3 次隨著她住院化療期到現在鞏固期半年多以來，英文口說能力也比在學校時更進步，我給英文老師的目標是一年期間全民英檢分數要好，其他的教學我不干涉，但希望小露可以在回學校前，把程度進步到學校的進度之上。

至於國文，小露本身就很喜歡閱讀，也很有興趣，所以我讓她跟著中文系的國文家教老師討論，而不是依據學校教材。小露每週都很期待語文課的題材，激發她許多想像力和創造力，還有思考問題的能力，這些都是小露生病後得到更多的收穫。

有時候上帝關了一扇門，但是會幫我們打開更多的窗，如果糾結於那扇被關上的門，而沒有轉身發現更多的窗，那就會流失掉很多機會。小露不能去上學，原本我非常擔心她的學習落後，回學校後可能要好長一段時間才能適應學業，但是我發現她在家自主學習後，原本在學校頭痛落後的科目反而變得有興趣，也進步了，加上開創了很多新興趣。

真的是天無絕人之路，只要放寬心，在不完美的日子把日子過得完美，一定可以得到更多。這兩年，我們會好好過的。

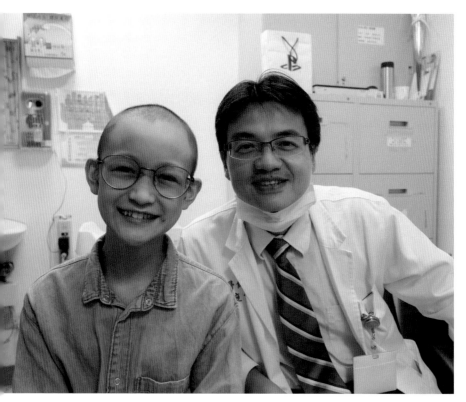

小露的主治醫生：葉醫師，用愛治癒了生病的孩子、用同理心撫慰了家屬。

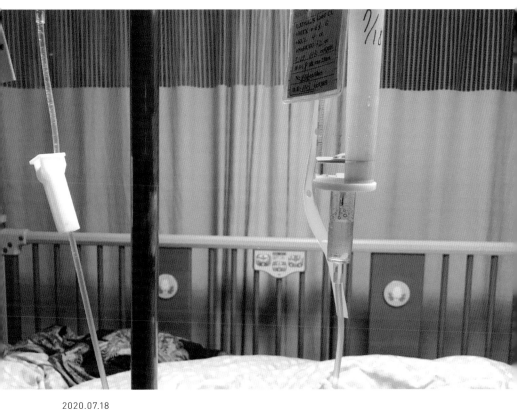

2020.07.18
化療第 130 天,最後一滴藥劑。

失去的不一定是不見,
或許你得到了更多。

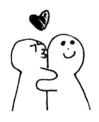

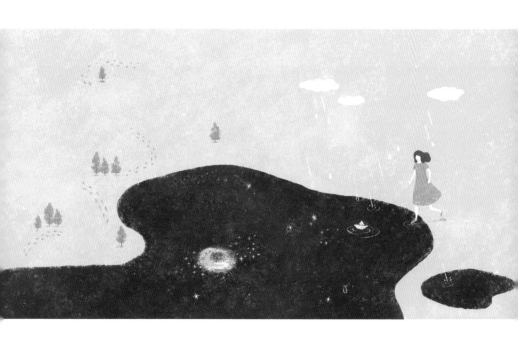

中間的人物代表著小露，
她望著灰色的天空，有點迷茫不知所措。

雨中的紙船象徵童年，紙船其實也代表小露，一直在雨中卻仍
舊漂浮在水上，是禁得住風雨的船。

湖面延伸到書背，
呈現「走出困境」仍有很多希望與無限未來的內涵，
水變成的天空，有月亮與星星，
而上方的陸地就是走過的足跡。

「萬物皆有裂縫，那是陽光照進來的地方。」

　在小露化療的日子裡，有位朋友和我分享這一段話，在萬念俱灰時，這段話的確非常鼓舞人心，也能讓人冷靜想想，等待陽光來臨的日子，可以再做些什麼？

　也把這句話送給看完這本書的你們，在遇到困難跟挫折時，可以拿出十足的勇氣，

　　　等待陽光來臨。

　　　　　　　　　　　　凱莉哥

Eurasian Publishing Group
圓神出版事業機構
用心與你對話·縱野無限寬廣

圓神出版社
Eurasian Press

www.booklife.com.tw

reader@mail.eurasian.com.tw

圓神文叢 283

不完美的11歲

作　　者／凱莉哥、小露
攝　　影／叮咚、25
插畫設計／傅喬、小露
手 寫 字／小梨
發 行 人／簡志忠
出 版 者／圓神出版社有限公司
地　　址／台北市南京東路四段50號6樓之1
電　　話／（02）2579-6600·2579-8800·2570-3939
傳　　真／（02）2579-0338·2577-3220·2570-3636
總 編 輯／陳秋月
主　　編／賴真真
專案企畫／賴真真
責任編輯／吳靜怡
校　　對／吳靜怡·歐玟秀
美術編輯／林雅錚
行銷企畫／朱智琳
印務統籌／劉鳳剛·高榮祥
監　　印／高榮祥
排　　版／陳采淇
經 銷 商／叩應股份有限公司
郵撥帳號／ 18707239
法律顧問／圓神出版事業機構法律顧問　蕭雄淋律師
印　　刷／國碩印前科技股份有限公司
2020 年 11 月　初版
2023 年 1 月　8 刷

定價 400 元　　　　ISBN 978-986-133-731-9

人生不會一直順遂，你不知道什麼時候會跌到坑洞裡。但若在洞裡自怨自艾，什麼事都不做，那也別期望陽光來臨的那天，因為外面的世界不會因為洞裡的你而停滯。

——《不完美的11歲》

◆ **很喜歡這本書，很想要分享**

圓神書活網線上提供團購優惠，
或洽讀者服務部 02-2579-6600。

◆ **美好生活的提案家，期待為您服務**

圓神書活網 www.Booklife.com.tw
非會員歡迎體驗優惠，會員獨享累計福利！

國家圖書館出版品預行編目資料

不完美的11歲／凱莉哥，小露 著.
-- 初版. -- 臺北市：圓神，2020.11
272 面；14.8×20.8公分. --（圓神文叢；283）
ISBN 978-986-133-731-9（平裝）

1.癌症 2.病人 3.通俗作品

417.8   109013804